Smile 82

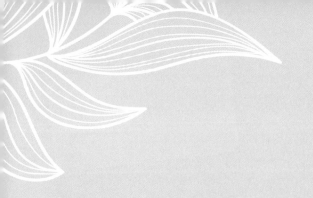

Smile**82**

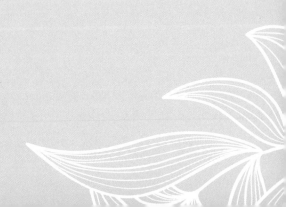

Smile82

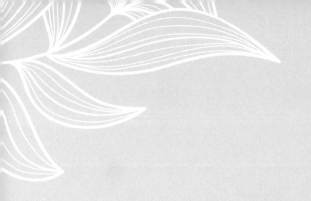

Smile82

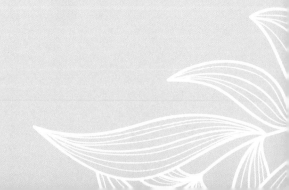

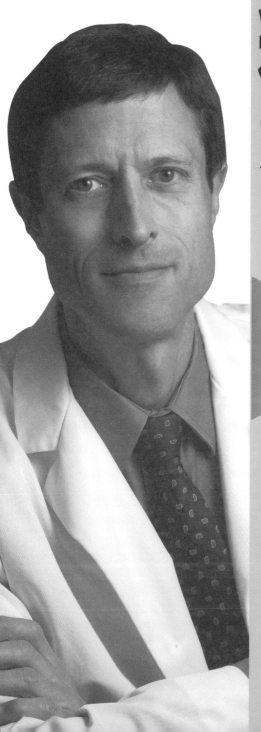

糖尿病
有救了

DR. NEAL BARNARD'S PROGRAM
FOR REVERSING DIABETES

暢銷10年
紀念版

尼爾‧柏納德 Neal D. Barnard◎著
洪淑芬◎譯

健康smile.82 糖尿病有救了（暢銷10年紀念版）

原書書名	Dr. Neal Barnard's Program for Reversing Diabetes
原書作者	尼爾‧柏納德（Neal D. Barnard）
譯　　者	洪淑芬
美　　編	吳佩真
文　　編	謝孟希
主　　編	高煜婷
總 編 輯	林許文二

出　　版	柿子文化事業有限公司
地　　址	11677臺北市羅斯福路五段158號2樓
業務專線	（02）89314903#15
讀者專線	（02）89314903#9
傳　　真	（02）29319207
郵撥帳號	19822651柿子文化事業有限公司
投稿信箱	editor@persimmonbooks.com.tw
服務信箱	service@persimmonbooks.com.tw

業務行政	鄭淑娟、陳顯中

初版一刷	2011年04月
二版一刷	2015年02月
三版一刷	2022年01月
定　　價	新臺幣420元
I S B N	978-986-5496-58-6

Dr. Neal Barnard's Program for Reversing Diabetes: The Scientifically Proven System for Reversing Diabetes without Drugs by Neal D. Barnard MD

Copyright:©2007 by Neal D. Barnard MD

This edition arranged with DeFiore and Company Author Services LLC.

through Andrew Nurnberg Associates International Limited

Chinese language（complex characters）translation Copyright:©2011,2015,2022 by PERSIMMON CULTURAL ENTERPRISE CO., LTD

All rights reserved

f 粉絲團： 60秒看新世界

～柿子在秋天火紅 文化在書中成熟～

國家圖書館出版品預行編目(CIP)資料

糖尿病有救了（暢銷10年紀念版）/尼爾‧柏納德
（Neal D. Barnard）作；洪淑芬譯. -- 暢銷紀念版. --
臺北市：柿子文化, 2022.01
面；　公分. --（健康Smile；82）
譯自：Dr. Neal Barnard's Program for Reversing
Diabetes：The Scientifically Proven System for
Reversing Diabetes without Drugs
ISBN 978-986-5496-58-6（平裝）

1.糖尿病 2.通俗作品

415.668　　　　　　　　　　　110021784

佳評如潮
· · · · · · ·

　　現在人生活的步調愈來愈緊湊，在高壓力的環境之下工作，不大可能有正常的生活作息，甚至飲食習慣也有很大的改變，其實長時間下來，我們的身體也慢慢地亮起了紅燈。前段時間參加了有關糖尿病的活動，才深入地了解有關糖尿病的知識。更驚人的發現全世界糖尿病的人口不斷地在往上攀升，也讓我們意識到真的該好好關切這件事了。我的媽媽跟糖尿病長期奮戰了好多年了，這條路真的很辛苦，所以家人的鼓勵和幫助真的很重要。如果用對了方法，只要有恆心，一定可以做到很好的控制。

──江美琪，知名歌手＆2010年糖尿病日親善大使

　　「糖尿病跟你想的不一樣！」本書作者揚棄了傳統的教條式口吻，深入淺出的解釋糖尿病的病理生理機轉，闡釋醫界研究結果，提供合理的飲食建議。透過口語化的說明，扭轉一般人對糖尿病的認知，如果您因不了解糖尿病而感到害怕，或是您因必須與糖尿病共處感到不知所措，相信本書可以作為一起克服疾病，邁向健康的好夥伴！

──馬文雅，耕莘醫院內分泌科主治醫師

　　曾幾何時，當到速食店吃漢堡炸雞薯條、火鍋店吃涮涮鍋、牛排館吃海陸空全餐變成了國人普遍的休閒時，糖尿病已經悄悄地走進你我的生命中了！沒錯！中研院的研究顯示：2007年我國糖尿病總盛行率已達9.2%，幾乎每10個台灣人就有1人罹病！

　　糖尿病的控制常是醫師與病人的共同惡夢，因為它牽涉到了病人生活型態的改變。美國喬治華盛頓大學糖尿病研究權威：尼爾‧柏納德醫師的這本巨著《糖尿病有救了》道出了真正能逆轉糖尿病的祕密！

糖尿病人需要看！照顧的家屬也要看！醫療專業人士、公衛決策政府官員更應該仔細研讀！

這本書，能將國人從糖尿病的漩渦裡拯救出來！

——許尚文，仁暉診所、敏盛醫院腎臟透析專科醫師

尼爾‧柏納德醫師提出之見解，是今日美國醫界最具有醫責以及權威的理論之一。

——Andrew Weil，身心靈健康專家，2005年《Time》世界最具影響力的人之一

在治療糖尿病方面，尼爾‧柏納德醫師這本令人期待已久的逆轉糖尿病飲食療法，堪稱是極具突破性的偉大科學著作。不論是對專業醫療人士、糖尿病人或是糖尿病危險群來說，這都絕對是一本必讀的經典作品。

——Caldwell B. Esselstyn，克里夫蘭診所一般外科預防心臟病學顧問

柏納德醫師的堅實科學工作……在治療糖尿病和其結果上，都是一個重大的轉折點。革命性的影響和令人注目的清晰條理，這本書提供簡單、安全的飲食法，將帶來數以百萬計的希望！

——Hans Diehl，冠狀動脈健康促進計畫之創始者

柏納德醫師的《糖尿病有救了》絕非只是高談闊論而已！採用正確的飲食法，確實能夠逆轉糖尿病的病徵以及症狀，柏納德醫師能夠提出證據來支持這項理論。

——Jennie Brand-Miller，澳洲雪梨大學人類營養學教授、《葡萄糖新革命》作者之一

尼爾‧柏納德醫師是我見過最嚴謹、能力最強且最誠實的醫師，他對於如何逆轉糖尿病的研究反映了這些專業特質。如果你已經厭倦典型糖尿病飲食法

嚴格的碳水化合物計算和限制，你將會樂見柏納德醫師所提出的營養策略。這套方法不但簡單易行，和以前的飲食法比起來，更是莫大的飲食享受，而且療效極為卓著。這套經過臨床研究證實的方法能夠協助你控制血糖、減輕體重、降低膽固醇值，進而讓你再次重生。如果你一直想要減少藥量甚至完全停藥，遵循柏納德醫師的計畫將是最佳的方法。

——John McDougall，《驚人的澱粉減重法》共同作者、加州聖塔羅莎麥道格計畫創辦人

柏納德醫師這本好書向我們展示，按照他的營養計畫進行，將為健康所帶來的眾多優勢。

——William C. Roberts，《美國心臟病學雜誌》主編、貝勒心血管疾病研究所主任

這是一個在治療糖尿病方面，非常有希望的替代飲食法！

——William E. Connor，奧勒岡保健科學大學藥物暨綜合營養學教授

讀者體驗・口碑推薦

我先生是名糖尿病患者，所以我買了這本書作為他的生日禮物。他反覆地看了3天，並且抱著姑且一試的心態照著書中的飲食方式試試看。結果成效驚人，他在2個星期內就瘦了5公斤！變得更年輕、更有活力，現在他終於願意承認書中的飲食方式確實為他帶來了改變！

——Amy Wachspress

我父親在20年前被診斷患有第二型糖尿病，後來在4年前左右得到了淋巴瘤並接受治療；然而經歷了癌症後，他的糖尿病又完全失控了。當時，他空腹時血糖範圍是230～250毫克／公合……醫生說，最後非得用胰島素治療了。後來，有人建議他讀這本書……3個星期後的一天早上，他空腹的血糖值降到150毫克／公合；1個月後，變成120毫克／公合——3個月內，他的空腹血糖值就降到了120毫克／公合；6個月內，更是降到95～100毫克／公合……然後有一天，他有一個很漂亮的空腹血糖值——70毫克／公合……。從第4個月後，他就完全不用再服用他一直以來都用的二甲二脈；他的格力本也已經減量到半顆，1天2次就可以了，他現在正努力達到完全不服用藥物的目標。

——A. Walters "Myca"

《糖尿病有救了》的宗旨很簡單：避開攝取具動物性蛋白質與脂肪的食物。我照做了1個月，結果呢？我瘦了4.5公斤，變得更健康、更開心，而且不再整日與飢餓為伍了！

——David Coursey

我在64歲那一年被診斷出患有糖尿病，這個診察結果就像是被一塊磚頭砸

到般重重地打擊我，因為我想起我的父親——他在得了糖尿病之後受了哪些痛苦與折磨。當我在書店看到這本書，我決心試一試。當我的醫師正準備進行一連串藥物治療時，我的體重及壞膽固醇的數值已經因為飲食的改變開始不斷的往下掉了！我甚至覺得現在的健康狀況比大學時代來得好……我知道糖尿病會如何折磨你所愛的人——因為我父母都是糖尿病患者。柏納德醫師是一位真正關心人們健康狀況的醫師，如果你患有第二型糖尿病，請給自己一個機會，就從閱讀這本書開始。

——E. W. South

書中所進行的是一項非常棒的計畫，並且有強而有力的科學證據幫助所有的糖尿病患者！我嘗試了許多書中列出的食譜，奇妙的是飢餓感不見了，而且夜晚的糖尿病用藥量也減低了，我最終的目標是：完全停藥！美國糖尿病協會真應該重新思考他們自己的減重計畫！

——Jennifer J. Scott

我女兒是第一型糖尿病患，她已經開始進行柏納德醫師的飲食建議，並且大大地減少了胰島素的需求量。本書非常容易閱讀，並且提供糖尿病患許多自救的實用訊息和解答。

——Matthew A. Katz

11週後，我減輕了6.3公斤。而且在檢查糖化血色素時，數值則從8.3%變成6.9%——這過程只花了約3個月的時間。

——Nancy

閱讀完本書之後，我建議我的先生要不要試試看書中的飲食方式（他也是一名糖尿病患者），而我也願意陪著他一起進行改變。10個月後，他瘦了18公

斤、糖化血色素值從8.3%降到6%，他的醫師也不再開二甲二脈與視神經病變的藥物給他。而我呢，則是瘦了近16公斤！在這段過程之中，我們不但不需要挨餓，反而可以享受各種異國風情的料理，而且，我身旁已經有4位朋友也一同加入我們的行列！

——Ro

我在2010年3月買了柏納德醫師這本書，並在2010年4月的第1個星期開始照著飲食計畫吃，5天後我每天的空腹血糖值就從170降至115毫克／公合。從那時起，我的體重共下降了9公斤，糖化血色素也是一路往下滑（從8.8%到7.6%）。我感覺好多了，而且還能享受食物。

——Robert Busko

1年後，我很驚訝自己竟然可以減掉27公斤，研究剛進行時，我的糖化血色素數值為9.5%，才2個月就掉到7.1%。14個月後，更降到5.3%。我的醫生十分高興，說可以不用吃二甲二脈了。還有另一項驚喜，我在性方面的問題在3個月內就幾乎全部消失了。

——Vance

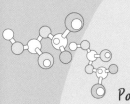

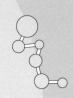

Part 3 從頭到腳變健康
Complete Health

附錄

序言
不用再怕吃主食

治療糖尿病的新策略

悄悄持續上升的血糖值是有可能降下來的，得了糖尿病並
不等同走上了一條不歸路。

　　這本書根據近年來的研究報告，提出一個預防、控制及逆轉糖尿
病的嶄新方法。

　　我的研究團隊在國家衛生研究院和糖尿病行動研究教育基金會的
贊助之下，進行研究糖尿病的工作。在和其他研究人員協力合作之後，
我們決定徹底重新設計糖尿病的飲食策略。如果你覺得糖尿病就代表
要面對逐漸升高的藥量、不斷增加的體重，和愈來愈擔心併發症的風
險，你將學會如何逆轉這些趨勢。

　　我們會把焦點集中在菜單，而非藥物身上。沒錯，藥物經常扮演
重要的角色，我也會詳述這些藥物的作用，讓你和摯愛了解你們現在
可能正在使用些什麼藥。但我更希望幫助你們減少用藥，甚至完全停
藥——這得靠重新思考你所吃的食物。

　　我要強調你毋須減少熱量攝取、不用限制醣類，也不需把每餐分
量變少。事實上，你可以吃到飽。如果餐與餐之間你又餓了，再多吃
些也無妨。

我們所要針對的是你所吃的食物「類型」。你之後就會曉得，食物類型已變成決定性的因素。

一個新思維

我的父親唐諾德‧柏納德（Donald M. Barnard）醫師，大半輩子都在治療糖尿病。他生長在中西部的自家牧場，但很快就發現自己不適合從事畜牧業，於是決定去念醫學院。在波士頓有名的喬斯林診所受訓之後，他開始在一間繁忙的社區醫院工作，還變成當地糖尿病的專家。不過，他和其他糖尿病醫師及他們的病人，都覺得糖尿病像是一個永遠也解不開的謎團。他曾經轉述診所創辦人艾略特‧喬斯林（Elliott P. Joslin）醫師針對糖尿病研究所做的評論：「各位，我們需要的不是一大筆研究獎助金，而是一個新思維。」

喬斯林醫師做出這樣觀察的時間點是在1950年代，今日隨著這個疾病的快速爆發，我們現在更迫切需要他所說的那個新思維。綜觀全世界，有大約2億人口患有糖尿病，而截至目前為止，大部分的人都覺得，糖尿病即使不是太嚴重，也給他們造成許多麻煩。病人的生活變得像坐以待斃，每天只是不斷地測量血糖和服用治標不治本的藥物。各種併發症，從神經系統問題到視力改變，從心臟到腎臟問題，都隨之出現。

現在我們好不容易到達了一個轉捩點——我的論點並非只是個大膽的新思維，而是一個經過研究證實的全新策略。

我們的團隊在和喬治城大學及華盛頓特區的喬治華盛頓大學不斷合作研究之下，證實了治療糖尿病不用再局限於延緩不可避免的衰退上，他們的健康其實可以大幅度改善。**糖尿病人有辦法降低血糖、增強胰島素感受性、減少或擺脫藥物，這一切只要靠簡單的飲食改**

變就可以達成。這個菜單不像藥物治療有許多不良的副作用，反倒是帶來了一些良好的「副作用」：體重減輕、膽固醇降低、血壓降低以及活力增強。

從一開始，我們的研究團隊就把目標調高，而針對糖尿病所進行的醫療策略，也比以往臨床醫師所採用的更具企圖心。第一項是小型的研究，只有13位病人，目的在測試全靠飲食改變的計畫成效。不用加新藥，不靠神奇的補充品，甚至沒有運動計畫，但成果亮眼。⅔的病人大大改善了疾病，結果竟然在12週之內就減低甚至停止用藥。這項研究結果在1999年發表於《預防醫學》的期刊上。

接下來的第二個研究包含了59位對象，他們當中每個人對血糖控制情形都不一樣，有的健康，有的是糖尿病前期，還有人已經得到了糖尿病。這次的焦點是擺在「為何」飲食改變有效，研究結果清楚顯示，飲食調整會造成身體產生根本性的變化。在14週內，這個飲食就增強了24%的胰島素感受性；那些原本血糖濃度在不正常範圍的實驗對象，數值已迅速回到正常範圍。儘管運動會帶來更多好處，但「完全靠飲食改變」就有能力增強胰島素感受性，而且更有效地控制血糖。此結果在2004年的美國糖尿病協會科學會議中提出，並在2005年發表在《美國醫學期刊》上。

Dr.柏納德小提醒 **什麼是胰島素感受性？**

所謂的「胰島素感受性」，就是用來衡量身體接受胰島素的能力，而在糖尿病人身上，這個儲存糖類的荷爾蒙會無法正常工作。

這些研究顯示，就針對糖尿病人設計的營養飲食來看，這是有史以來最強而有力的。長年來醫師只能利用各種藥物，設法去「彌補」失衡的胰島素，但我們能夠超越此範疇。和以往傳統療法相比，我們

第一型糖尿病的新認知

第一型糖尿病例遠少於第二型。此病通常是在小時候被診斷出來，且一定是用胰島素來進行治療，因此以前名字也叫「幼兒期發病型糖尿病」或「胰島素依賴型糖尿病」。

第一型糖尿病人和第二型的不同點，在於前者終生需要施打胰島素。但是他們可以藉由飲食和生活習慣上的改變，把用藥減到最低及減少併發症的風險。現在，我們對於第一型糖尿病的「原始發生因素」也有了全新、令人訝異的認知！你可能會很吃驚，第一型糖尿病產生的過程竟在於身體的免疫系統去攻擊胰臟負責產生胰島素的細胞。之後你將知道，新的研究顯示出引發這場攻擊的原因，以及防範的方法。

是直接處理——改善——身體細胞對胰島素的感受性，藉以幫助胰島素再次正常工作，這就是第二型糖尿病的關鍵問題。即便病況已嚴重到出現了併發症，此療法仍有可能顯著地改善病情。

從2003年起，我們在國家衛生研究院的協助下，展開新的研究試驗，目的在比較我們的飲食策略和今日的黃金守則——即美國糖尿病協會所制定的飲食指南有何差異。如你所知，美國糖尿病協會的指南很合理，也具備醫學地位。數百萬的人都遵循這套飲食方針，並使用食物代換表和旗下延伸的烹飪書來控制病情。但相同的故事卻一再的上演：儘管大家再如何努力，病情仍日漸惡化。我們的目標在於改善現況。此研究是和喬治華盛頓大學及多倫多大學共同執行，對象為99個第二型糖尿病患。參與者被隨機指派到不同的飲食計畫，部分採用美國糖尿病協會所制定的標準糖尿病飲食，其餘的人則進行更激進的策略，其內容之後你將學到。2005和2006年在研究進行同時，我把初步結果發表於許多協會舉辦的科學會議上，諸如美國糖尿病協會、美國糖尿病教育者協會及美國公共衛生協會。

在不更改運動量和藥劑量的變數下，研究分析指出，這項新的飲食計畫在控制血糖上的效果，比之前所謂的最佳飲食法高出3倍。新的飲食計畫也使體重銳減，比以前的黃金守則更能有效控制膽固醇。其他調查人員則指出，這種飲食法對心臟有驚人的益處，且會使血壓下降到健康值。許多人因此得以重新掌握生活，並重拾健康與活力。

本書將科學的突破轉化為你可以使用的工具，包括一套易於執行的計畫，其中則附帶著簡單的飲食方針、菜單及食譜。

這些人都成功了

讓我們看看親身體驗本書計畫的真人真事。

南西不用再吃2種藥

南西從《華盛頓郵報》的廣告得知我們的實驗研究。她在8年前被診斷出罹患有第二型糖尿病。她的一位表親被此病奪走了部分視力，且腎衰竭導致他必須洗腎。南西不希望將來也變成那樣，她準備要予以反擊。

在她加入我們研究之前，病情每況愈下。雖然遵循傳統糖尿病食譜，血糖卻持續惡化，她的飲食方式完全無法避免體重悄悄上升。

被診斷出罹患有第二型糖尿病後2年，醫生開給她第一份糖尿病藥劑。最後醫生覺得她需要2種藥劑。儘管如此，她的血糖卻繼續升高，在加入我們研究當時，她的糖化血色素值為8.3%──這數字是血糖控制的關鍵指標，正常值為低於7%。

南西選擇加入此研究，因為她喜歡把注意力集中在食物而非藥物上。隨著糖尿病人口的暴增，她直覺的認為：既然問題出在我們的飲食，改變食物才是根本解決之道。

我們教她如何改變飲食。不用限制食量和卡路里，也毋須斤斤計較醣類的分量，但我們要求她徹底改變所吃的食物「類型」。

一開始，我們刻意請她「不要」運動──正確說來應該是，不要改變運動習慣──因為我們想知道單靠飲食的改變會有怎樣的功效。

這要求剛好適合她，因為她整日都在辦公室忙碌工作，也沒有運動的習慣——至少當時是這樣的情況。

在她遵循我們的建議之後，體重和血糖都下降了，其中血糖下降的速度特別快。在多年不斷地升高之下，現在總算有反轉的趨勢。11週後，她量體重：減輕了6.3公斤。在她捲起袖子讓我們檢查糖化血色素時，我們發現數值從8.3%變成6.9%——這過程只花了約3個月的時間，她對胰島素的感受性也開始回來了。

南西的血糖持續下降。事實上，因為血糖降了太多，很明顯地，現在藥劑量對她來說已經太強。當時她不但吃2種藥，又在飲食上做了全新有力的轉變，這兩種因素加在一起，讓血糖變得太低——該是減低藥量的時候了。當我們只是減低藥量的時候，卻發現這樣做還不夠。在數月後，我們得完全停用其中一種藥。

她在加入研究後約1年多的時候，體重比以往減輕了18公斤。她現在僅需1種，而非2種糖尿病藥劑（目前仍不知是否能完全停用第二種藥）。雖然她現在吃的藥量比以前少，但糖化血色素值卻比以前更好，最後一次檢查結果是6.8%，「這收穫實在太棒了！且不只是體重減輕而已，我的檢查數據好到令人不敢相信。」

另外還有一項她原本沒想到的益處。多年來，她的關節炎嚴重到無法開罐子。採用本飲食法數月後，她突然發現關節炎的症狀都完全消失了（很多有趣的科學著作都有探討飲食和關節炎之間的關聯）。這則故事最棒的部分在於，不是只有南西才做得到，這項你將學到的飲食改變，許多人都可以從中獲益。

連性生活也治癒了的范斯

范斯才31歲就被診斷出罹患糖尿病，當時他剛好換了一位醫師，

檢查結果是來自一項例行的血液檢查。他的外公外婆都有糖尿病，但范斯目前為止都還算健康。他原本當了12年的警察，現在是在銀行上班，很少請病假。

糖尿病改變了一切。范斯說：「我即使不用截肢或失明，最終也可能得洗腎。」事實上，他的健康情況並非十分理想——幾年來體重逐漸增加，身高183公分，體重卻是125公斤。他說：「我並沒有很嚴肅看待飲食或健康方面的問題。我從小就吃牛排三明治、豬排和雞肉。時常烤肉和野炊。我有吃一些蔬菜，但新鮮的食物吃得不多，也沒有運動。反正這些方面我都蠻隨意的。」

體重的問題連帶造成性方面的困擾。糖尿病人和過度肥胖的人常有勃起障礙。醫生開始要他服用二甲二脈metformin，這是常用來降血糖的藥物。

范斯在得知我們的研究之後決定參與這項實驗，儘管對即將面臨的飲食改變仍有些疑慮。他說：「我以前從來沒有什麼食物限制或規矩，也未曾設法控制飲食。我都是想吃什麼就吃什麼。」但他妻子曾經吃素一陣子，對范斯決定要做改變，她也十分興奮。

他很快就看到成果。體重開始下降，1年後，他自己都很驚訝可以減掉27公斤。研究剛進行時，他的糖化血色素數值為9.5%，才2個月後，就掉到7.1%；14個月後，更降到5.3%。他的醫生十分高興，說可以不用吃二甲二脈了。

還有另一項驚喜，他在性方面的問題在3個月內幾乎全部消失了。他說：「我從上警察學院之後，從來沒有過那麼好的身體狀況，這就好像卸下了千斤重的擔子一樣。當母親得知我的近況——我的飲食改變——之後，她幾乎喜極而泣，因為我父親30歲就過世了。在祖父過世之後，我就已經是近親中最年長的男性，我們家族翹辮子的速度似乎特別快。但她看到我選擇不一樣的未來，我有照顧自己的身體。」

　　這項受到南西和范斯歡迎的飲食法，希望之後你也開始進行。它在設計上並非和其他飲食法一樣，只是設法減緩糖尿病程，它主要是欲解決引發此疾病的根本問題。

　　參與研究的受試者都發現到，之前悄悄持續上升的血糖值是有可能降下來的。得了糖尿病並不等同走上了一條不歸路。

　　不管你是屬於想要掌握自己健康的第二型糖尿病患，還是需要減少疾病給生活帶來不便的第一型糖尿病患，這項飲食計畫都是專為你們而設計的。

　　此外，我們的研究和這本書，也鎖定了一項更深遠的目標。

　　愈來愈多人，甚至包括兒童在內，每天都相繼被診斷出罹患糖尿病，他們和家人為了面對這個疾病，每個人都付出相當高的代價。另一方面，不論是診所、維持健康的機構、保險業者，還是政府計畫，特別是政府醫療保險和醫療補助，使他們面對愈來愈高的藥費支出、醫師門診費用，以及併發症引起的住院開支，都大感吃不消。對於糖尿病高風險族群來說，他們更是早晚有一天會被診斷出罹患糖尿病，只是時間快慢而已。我們的期望在於，這項新的飲食和營養的方向，假如被各方廣泛採用，可以大大地解決這些問題。

　　原本大家都把糖尿病視為殘酷的疾病，現在這項計畫徹底顛覆了我們對這疾病的認知。

　　糖尿病不再是一個你一定得忍受的疾病，病情也不一定會慢慢地愈來愈嚴重。相反的，假如你患有糖尿病，現在是找回自己生活的時候了。

　　我們並不會專門去治療糖尿病，反之，這項計畫設計是用來讓你認識糖尿病的「原因」，並將飲食和生活習慣能為糖尿病所帶來的

「療效」發揮到極致。假如你目前沒有糖尿病，但屬於高風險族群，這項有力的計畫能夠防止疾病發生。

　　你可能會問：「我適合採用這項計畫嗎？」答案是非常肯定的。原因如下：

　　•不管你是喜歡下廚或偏好在外用餐，都可以輕易做到所需要的飲食改變。我特別要提出這一點，因為許多人以為改變飲食意味著每天在自家廚房料理三餐，亦即長時間的工作。假如你一想到這點，內心就暗自感到痛苦，我十分能夠了解。我很早就發現我的個性不適合做菜，也許我天生就有「客房服務基因」，可能你也是，所以我會教你如何設計一份健康的食譜，讓你不論是否喜歡下廚，都能受益。很多我們的研究對象，有的常須到處做商業旅行，有的常在一般或公司裡的餐廳用餐，這個計畫既然對他們行得通，你也將獲益匪淺。

　　•不管你是喜好運動或從未持續過運動計畫，都沒有關係。之前提到的健康改善，是「不用」運動就能夠達成的。事實上，所有我們的實驗研究都刻意省略運動，因為我們必須把飲食改變的影響獨立出來，這樣做才能正確測試它們的功效。話雖如此，運動在所有糖尿病的治療方法中，仍然扮演重要的角色。這本書會教你如何在合理、安全又有效的情況之下，把運動融入生活。然而，如果你因為關節問題、心臟疾病或高度肥胖，而無法進行有效的運動，還是感到無法持續任何運動計畫，你會樂於知道，我們這套計畫的成效不需倚賴活動量的改變。

　　•如果你對所有的飲食法都感到無法持之以恆，我完全能夠體會。這就是為什麼我們把重點單獨擺在你所吃的食物，而非分量的多寡——你可以吃到飽足為止，並滿足吃零嘴的欲望。然而，你必須投資一些精力在以下方面：學習以新方式思考食物，而且放棄一些老舊過時的觀念。而如果你體重超過標準已久，很可能得買新衣服了！

逆轉糖尿病

　　很多糖尿病人覺得自己即將面臨：逐漸增加的體重、慢慢上升的血糖、愈來愈高的藥劑量，和惡化的併發症。逆轉糖尿病即代表扭轉這些趨勢。假如體重過重對你造成問題，那可以降得下來，這改變雖然並非一蹴可幾，但絕對做得到。已經飆高的血糖也能降下、原本一直升高的藥劑量亦可以減低、一些有關神經方面病變的症狀，如腿部和足部的神經痛，都可以改善甚至消失、心臟病是有辦法逆轉的。

　　這疾病會完全消失嗎？有些人堅稱：一旦某人得到糖尿病，他便無從擺脫，就算由於血糖降低，驗血也檢查不出來，他還是要算有糖尿病。這論調意思其實是：造成第二型糖尿病的基因特徵是不會消失的，而不管第一型的糖尿病患如何調整飲食，他們仍需持續進行胰島素療法。

　　現在我們無法預測你個人病情的改善程度。你是否有辦法減低藥劑量、停止服用一些或全部的藥劑，或是把血糖降到沒有人檢查得出來你得過糖尿病？這些問題只有你自己親身經歷過本計畫後，才有辦法回答。我可以保證的是，這本書會指導你如何將這份強力的食物處方付諸實行，結果如何就要靠你自己努力了。

　　如果你願意將進展告訴其他人，或是將這本書借給患有糖尿病的朋友和家人，我會非常感謝，因為現在雖然知道有辦法扭轉個人的疾病，但要征服這場世界性的「流行病」，卻是一場艱鉅的任務，大家需同心協力才做得到。因此我希望你能夠和所有健康專家、參與實驗的民眾及其家人，一起加入這個打擊糖尿病的陣營。

　　感謝各位，並預祝成功！

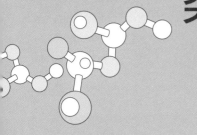

Part 1

突破性發現

The Breakthrough

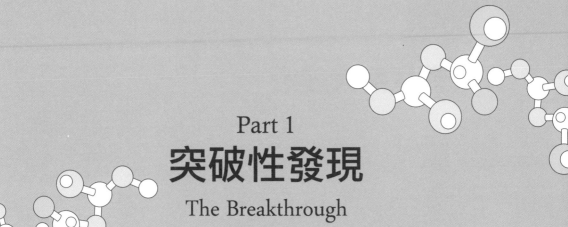

❶ 糖尿病大震撼

糖尿病真的會好

當你改變為健康飲食方式的時候，你的血糖將會產生非常戲劇化的轉變——甚至沒有醫師會猜得出來你曾經得過糖尿病！

近幾年來，許多我們以前對糖尿病的基本認知都被徹底顛覆了。現在大家關注在糖尿病的根本發生「原因」，這認知賦予了我們前所未有的力量。

為了確定我們有相同的起點行為，讓我一一介紹糖尿病的基礎知識：症狀、糖尿病類型，和目前的典型療法，之後再說明新資訊。

你有沒有糖尿病？

首先，讓我們了解症狀。糖尿病有可能完全沒有症狀，但經常在一開始，病人會感到疲倦，不知為什麼，就是提不起勁來。你也許也會有水分過分快速流失的感覺，也就是說，你跑廁所的次數增加了。你一直口渴——喝的水量多到自己都很驚訝。

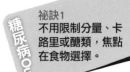

祕訣1
不用限制分量、卡
路里或醣類,焦點
在食物選擇。

　　到底是怎麼一回事?根本問題在於:糖分沒辦法從血液進入細胞。這單一狀況卻連帶衍生出接二連三的問題,就如同骨牌效應一般。

　　這裡所說的糖,指的是葡萄糖,它是所有最小、最簡單的糖分子裡面的其中一種。我們所討論的「糖」,不是指垃圾食物或空熱量的同義詞。

　　事實上,我們身體細胞利用這種糖,即葡萄糖(血糖),來產生能量。血糖作為身體的燃料來源,就像石油之於汽車或噴氣燃料之於飛機一樣,它支撐你的行動、思想和幾乎所有一切行為。

　　這就是問題所在!假如葡萄糖沒辦法從血液進入細胞,細胞在被剝奪了基本燃料之後,你就失去了活力——這就是你感到疲倦的原因。如果肌肉得不到活動所需的血糖,將很容易感到疲累。

　　在此同時,那些無法進入身體細胞的血糖轉而累積在血液裡,它在血液裡濃度愈來愈高,最後只能由腎臟排除到尿液中。

Dr.柏納德小提醒　糖跑到尿液裡去了?

糖尿病人會出現葡萄糖從血液「溢出」到尿液的情形,因此此病的學名為 diabetes mellitus。diabetes 來源是希臘文,原意是「通過」;mellitus 則來自拉丁語,原意是「蜂蜜」或「甜」。

　　在血糖通過腎臟之時,它會夾帶著水分——大量的水分——一起排出來,所以才會一直跑廁所。接下來很自然地,你會很口渴,因為很多水分都流失掉了。因此,**疲倦、頻尿、口渴這些症狀其實都來自同一個問題:葡萄糖無法從血液進入細胞。**

　　你或許也會發現體重減輕。別高興,在這情況之下,體重減輕並不是什麼特別的好消息。變瘦是因為細胞在挨餓,養分無法送達細

胞，所以身體營養不良。沒錯，不管你吃得再多，養分和燃料都達不到需要它們的地方。

每天許多人都去找醫師，抱怨疲倦、頻尿、口渴或沒來由的體重減輕。醫師驗血過後，發現血液裡血糖濃度過高，於是判斷是得了糖尿病，接下來醫師會建議病人一定要好好控制血糖。

血液裡若經年累月淤積大量血糖，動脈會遭受傷害。假如未予以控制，這也會影響心臟，並損害眼睛、腎臟、手部和足部裡的細緻血管。

不過正如我們實驗研究所呈現的，通往高血糖的道路其實是雙向道。當你飲食改變並做其他有益健康的改善，已上升的血糖是可以降下來的；有時甚至因為血糖產生非常戲劇化的轉變，竟然沒有醫師會猜得出來你曾經得過糖尿病。

糖尿病3大類型

糖尿病或糖尿病前期的診斷結果，代表的是胰島素在身體裡已經無法勝任它的工作。胰島素此荷爾蒙的作用之一，是把糖分從血液帶入細胞裡，它可說是開啟細胞大門的鑰匙，沒有它，養分便無法進入細胞。當胰島素到達細胞表面，打開大門，血糖才能進入細胞，進而產生能量。

當你的身體不知什麼原因而無法製造胰島素之時，血糖值就會升高。同樣道理，如果你的細胞抗拒胰島素的作用，也就是鑰匙進入鎖孔，卻打不開門，血糖也一樣會上升，久而久之，高血糖會損害你的神經、眼睛、腎臟，以及身體其他部位。

糖尿病分為3種主要類型，第一型糖尿病、第二型糖尿病和妊娠糖尿病。讓我們逐一探討。

第一型糖尿病

通常出現於幼兒或年輕人身上。以前名字也叫「幼兒期發病型糖尿病」或「胰島素依賴型糖尿病」。以第一型糖尿病來說，胰臟製造胰島素的能力已經被破壞了，必須從身體外面取得胰島素，這通常是靠注射。

然而最近的研究已經呈現：飲食改變能夠戲劇化地減少糖尿病所可能會帶來的併發症風險。第3章將做說明。

除此之外，我們現在已經比以前更加了解第一型糖尿病發生的原因，而這些新知賜予我們更多防範的力量。

產生胰島素的細胞是被生理上「友軍的砲火」損害的，也就是說，是免疫系統——負責抵抗細菌和病毒的白血球——所造成的。原本負責保護你的白血球，卻轉而攻擊胰臟的細胞，摧毀掉它們產生胰島素的能力。第3章將探討這過程的導火線。

你會很驚訝，食物——尤其是嬰兒出生後前3個月吃的食物——竟是罪魁禍首。

醫師如何判斷糖尿病

醫師會判斷是糖尿病，如果：

· 你有糖尿病症狀（疲倦、頻尿、口渴或無原因的體重減輕），每公合血液中含有200毫克以上的葡萄糖，也就是200毫克／公合以上（或每公升血液中含有11.1毫莫耳以上的葡萄糖，也就是11.1毫莫耳／公升以上）。檢驗時間隨機，和空腹與否無關。

· 空腹8小時以後，你的血糖濃度為126毫克／公合以上。

這只是初步診斷結果，要在另一天做一個類似的檢查後才會確定。

在某些特殊情況之下，醫師會做葡萄糖耐受性檢查，你必須喝下含有75克葡萄糖的糖漿。假如在2個小時之後，你的血糖濃度為200毫克／公合以上，醫師就會判斷是糖尿病。

一般空腹血糖值應該低於100毫克／公合。在葡萄糖耐受性檢查2小時之後，你的血糖濃度應該為140毫克／公合以下。假如你的檢驗數值高過標準，但尚未達到糖尿病的門檻，醫師診斷結果即為糖尿病前期（葡萄糖失耐），這通常最後還是會變成糖尿病。

*註：美國醫檢室採用的血糖單位為毫克／公合；在其他國家，使用的單位則是毫莫耳／公升；血膽固醇的單位也相同。（譯註：1公合＝0.1公升，台灣採用美式的單位）

第二型糖尿病

以前被稱作成年期發病型糖尿病，或非胰島素依賴型糖尿病。10個糖尿病患中有9個是屬於這型。

許多此種病患仍都具備產生胰島素的能力，問題是細胞抗拒胰島素。胰島素想把血糖送入細胞，但細胞回應的方式像極了一道鎖故障的門，身體為了對付這些反應遲鈍的細胞，就製造愈來愈多胰島素，想藉此克服細胞的阻抗。**假如身體的胰島素供不應求，血糖便會堆積在血液裡。**

治療糖尿病的藥物就是要解決此問題。有些讓身體細胞對胰島素感受性增強，有些則讓胰臟製造出更多胰島素，或是阻止肝臟把多餘的葡萄糖釋放到血液中。

到目前為止，大部分糖尿病飲食法也在試圖彌補細胞對胰島素的阻抗。這些飲食法大都限制糖分的攝取，它們也限制澱粉（複合碳水化合物），因為澱粉其實是糖分子鏈。在消化過程中，澱粉被分解，然後在血液中釋放出天然糖分。

這些糖尿病飲食法背後的道理是：如果你一次不要吃進過多的碳水化合物，細胞就不會對血糖應接不暇。對服藥控制病情的糖尿病患來說，一般的飲食設計重點在於：每日和每餐的血糖濃度及澱粉攝取量，大致上都要保持恆定，這樣用來幫助身體處理血糖的藥量才可以也固定不變。

這些飲食法指導你該吃什麼樣的食物、什麼時候該吃，以及該吃多少。

然而，新的研究改變了一切，我們現在可以運用飲食改變來直接增進胰島素感受性。所以，為了善加利用這全新的認知，這份營養處方已被全盤改寫。

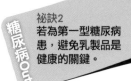

妊娠糖尿病

　　相似第二型糖尿病，卻只發生於懷孕時期。雖然在產後一般會消失，但這其實是胰島素阻抗的徵候，代表很可能不久就會正式發病。若同樣採用第二型糖尿病的解決方法，我們也可以防止妊娠糖尿病轉變為第二型糖尿病。

胰臟負責製造胰島素

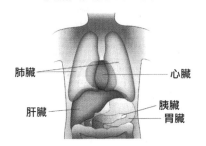

肺臟　　　　　　心臟

肝臟　　　　　　胰臟
　　　　　　　　胃臟

胰島素是由胰臟產生，此器官的位置在胃後面，形狀大小約莫同一只電視遙控器。事實上，胰臟的主要功能就類似遙控器。它指派胰島素從血液進入身體細胞，幫助細胞從血液中汲取葡萄糖。以第一型糖尿病來說，胰臟已完全停止製造胰島素；以第二型或妊娠糖尿病來說，通常胰臟尚能製造胰島素，但身體細胞抗拒它的作用。

基因並非宿命

　　糖尿病有家族遺傳的傾向，但不要就此認為：假如雙親之一有糖尿病，你一定會有相同的命運。你可以改變現狀！

　　讓我們先看看第一型糖尿病。

　　很多小孩子一出生，身上就帶有可能會產生第一型糖尿病的基因，可是，基本上這些小孩大部分都不會發病。實際上，**即使是同卵雙胞胎，就算其中一個孩子得到第一型糖尿病，另外一個也得到的機率還是少於40%**。顯而易見的，造成發病與否的關鍵其實在於環

境，特別是——小孩最早接觸到哪些食物，是否曾經受到病毒感染，也或許還有其他更多因素。

基因在第二型糖尿病患者身上也扮演類似的角色。我們可以在病發前數年，即糖尿病徵候尚未完全顯露的時候，就使用特殊的測試來檢查有可能遺傳父母糖尿病的人，並進一步偵測出他們身上是否有胰島素阻抗的現象。如果他們飲食內容和父母相同，那發病的機率就會很高。

大量的證據再再顯示，飲食以及生活習慣的改變，可以減低糖尿病發生的機率。假如糖尿病已經發作，飲食可以讓病情產生南轅北轍的變化。

核心重點在於，有些基因是獨裁者，有些則不是。例如，決定頭髮或眼睛顏色的基因就真的是獨裁者，如果他們命令你長出棕髮或藍眼，你沒有反抗的餘地；但決定糖尿病的基因群其實比較像委員會，它們不給命令，只給建議。

如果我們的基因要求我們要得到糖尿病，我們並不是非得照做不可。我們所擁有的控制權，比你想像的更多。

追蹤病況的糖化血色素

你已經知道，醫師會藉由你的血糖濃度來診斷糖尿病，而且還必須追蹤血糖才能了解飲食和藥劑量的效果。然而，儘管血糖測試很管用，這個數值仍只代表你受測當時的身體狀況。**真正有辦法判讀你長時間以來身體情況的其實是糖化血色素，這是控制糖尿病時，你需要用來追蹤自己病情進展的工具。**

糖化血色素是幫紅血球著色的顏料，它的工作是攜帶氧氣。糖化血色素真正衡量的，是有多少葡萄糖進入紅血球並且附著在血紅蛋白

（譯註：血紅素）之上。如果你血液裡有許多葡萄糖，它
們一大部分會跑進細胞而附著在血紅蛋白之上。如果你
血液裡葡萄糖不多，那麼附著在血紅蛋白之上的色素便比較少。

因為紅血球的生命週期不長（大約是4個月），這個檢驗可以顯
示出你在前3個月左右，血糖控制的好壞。美國糖尿病協會建議糖尿
病患將糖化血色素值控制在7%以下，然而研究顯示，更低的數值可以
降低發生併發症的風險，因此現在專家們建議應該把目標訂為6.5%，
甚至是6%。

飲食紅綠燈，就是沒有效

如果你有糖尿病，大概都拿過一些印著紅燈食物及綠燈食物的飲
食指南。或許你曾找過營養師，醫師也許要你去上糖尿病的課程。不
幸的是，大多數人在進行飲食改變時，都沒有得到後續的支持，因此
這些原本出發點很好的努力，可能終究沒多少效果。

如果你和大多數人一樣，那你大概也覺得那套飲食法實在很難持
之以恆。

多年來，美國糖尿病協會所提供的飲食指南，設計理念為：在提
供基本營養的同時，每一天和每一餐的熱量攝取及食物選擇類型都要
類似──這在前面已提過。他們的想法是：如果你早餐都沒有吃碳水
化合物，下午卻大啖醣類食物，那你的血糖波動幅度就會過大。同樣
地，假如你星期一吃下許多澱粉類食品，之後那一週卻都進行低碳水
化合物飲食法，那你的血糖鐵定會忽高忽低，而藥物將無法配合這混
亂的節奏。

依照美國糖尿病協會的指南，首先你必須去找一位領有職照的營
養師，他會擬定一份為你量身打造的計畫，依據你對減低體重、降低

膽固醇的需求程度，及用藥狀況，來設計正餐和點心裡面，不同的食物類型各該包含多少分量。

在這份計畫中，你可以利用「食物代換表」來選擇食物。也就是說，假如營養師規定早餐要吃某分量的澱粉類食物，你可以從食物代換表來決定要吃哪一種澱粉，可以是¼的貝果，1片葡萄乾麵包，½杯麥片，或者是其他表上的任何食物。相同道理，假設你的用餐計畫要求你吃某一個特定的水果，你的選擇範圍則涵蓋代換表中澱粉量相彷的水果。

這份指南的確有助於改善大部分人的飲食習慣，如果你決定要採用此路線，可以藉由聯絡美國飲食協會，或是美國糖尿病協會來找營養師。

然而，此計畫的成效在每個人身上差異很大。有些人體重及血糖都降低，也有人沒達到多少效果。從實驗研究看來，糖化血色素——前述血糖控制的指標——下降的幅度約為0.5%（從8%降到7.5%），有些研究結果比此數值要高一點，有些則更糟（在第7章，你會更了解糖化血色素和其他檢查數據的意義）。

研究人員和臨床醫師老早就感嘆這份計畫成效不彰。在1993年，《美國飲食協會期刊》中就出現這樣的一篇文章，它回顧、探討之前所有的研究結果，最後結論為：由於糖尿病飲食法不容易執行，因此大部分人並未確實遵守其規定。

我們針對最新美國糖尿病協會飲食指南所做的研究，發現它在控制疾病方面的成效也是表現平平。其實這份飲食指南易於了解，而且就某程度來說，也符合邏輯，但即使很多人能得到不少支持，他們還是覺得沒有辦法在每天的生活中落實此計畫。

你將從這本書學到的飲食法則完全不同。對許多人來說，它不但簡單有效得多，也比較符合現今的趨勢。

　　儘管如此，我們還是建議你去找一位營養師，因為他會指導你如何執行後面幾章的飲食策略。把這本書帶著，你的營養師會教你如何開始本計畫。

吸金的藥丸＆買單的病人

　　你將從這本書學到的飲食法強而有力。不幸的是，**醫界大都忽略了營養的力量，結果導致糖尿病治療方式淪為一系列的處方藥**。

　　不要誤解我的意思。治療糖尿病的藥劑有時可以救命，這些藥可以減低血糖，長久下來，有助於減少併發症的風險，而且假如飲食和生活習慣的轉變真的沒有用，那麼放棄用藥是很嚴重的錯誤（附錄III有詳細的藥物說明）。

　　不過，有些醫師和病人卻把藥物當成唯一的武器，製藥公司的廣告已經嚴重主導了醫療行為，結果造成臨床醫師在看病人的時候，對於飲食和運動的重要性，只是隨口講講罷了，但是這兩者其實常帶來驚人的功效。

　　不論翻開哪一本糖尿病醫學期刊，都可以看到許多昂貴的廣告，裡面宣傳著林林總總的藥品。藥品製造商甚至在坊間熱銷的雜誌裡也打廣告，就是要鼓勵讀者去找醫師拿處方箋。

　　如果你有機會翻閱醫師診所裡那些堆積如山的廣告信函，將會看到許多有關醫療課程、專題研討會，以及線上教育的課程資訊，這些會議和課程都是由推動藥品的廠商全額贊助。這些公司以招待豪華套餐，來吸引醫師去參加那些專門介紹他們藥品用途的會議。儘管許多醫師認為這些會議很沒格調，但是他們還是有義務參加一些醫療課程，來保持與醫院或大學之間的關係，進而導致藥品公司已經獨占了醫學教育市場。

在美國糖尿病協會舉辦的年度會議之中，藥廠的陣營來勢洶洶，就像是準備要舉辦一場浩大的政治集會一般。他們花費數萬元搭建超大型的展示亭，裡面雇用一大批銷售人員，準備提供禮品、食物、音樂娛樂節目，以及各種玩意兒，這些全都是設計用來討好、諂媚與會的醫師。

你，身為藥品的主要消費者，這些花費全部得由你來買單。一顆普通糖尿病藥丸裡面真正的活性成分，成本只有幾塊錢，但是零售價卻水漲船高，這都是肇因於製造商的廣告花費成本過高，加上他們仍然不斷想方設法欲發明一顆「吸金丸」，好幫助他們搶奪更大的市場占有率。

糖尿病的市場並不僅僅限於藥品而已，病人還需要購買血糖測試儀器。雖然血糖測試機並不算太貴，但是配合血糖測試機的周邊商品卻是所費不貲，這情況就類似刮鬍刀公司免費贈送刮鬍刀，而刀片卻賣得很貴。

舉例來說，適用於一般血糖機的試紙，1片要價約1美元，而病人1天就需使用1到8片。若把醫師門診費、檢驗費、藥費和血糖控制器材費全加起來，糖尿病會變成一個無敵昂貴的疾病。

我由衷希望，隨著大眾營養意識逐漸抬頭，糖尿病的商業層面將會逐漸式微。美國政府已經撥款研究飲食和糖尿病的關聯，這項投資將會有重大的收益。

同時，我們也應該把注意力放在如何運用營養新知來治療疾病才對。也就是說，我們要鼓勵醫師多重視飲食，而非藥物；我們也要推動保險業者去補助病人及其家屬的飲食諮商費用；我們還要傳授病人營養策略，來防治他們的小孩得到第一型糖尿病；我們更要和學校合作，供應健康的餐點，這樣才不會逼迫兒女走向通往過重和糖尿病的道路——現在許多學童的情況正是如此。

　　說真格的，這些措施和看醫生比起來，更能有效地控制所謂的「富貴病」，而且在一開始就能大幅減少我們對藥品的依賴。

　　每一位糖尿病患都具備著獨特的療癒力。每個人重返健康的能力都不同，但從我們的研究看來，年齡、體重和其他任何因素都無法阻礙你的進步。

　　在本章之後，我將詳細闡述我認為迄今治療糖尿病最有力的飲食策略。

② 逆轉第二型糖尿病

清除卡死細胞、阻礙胰島素通過的脂肪

如果年輕的時候就在細胞屯積脂肪，就如同是在為糖尿病鋪路。

　　值得一提的是：我的研究顯示我們可以成功逆轉糖尿病、降低血糖、減少用藥，以及避免併發症的風險。這個章節會告訴你如何靠簡單的飲食改變來執行這套方法。我也將分享一些關於第二型糖尿病病因的驚人發現——研究指出，身體細胞內部的轉變才是造成糖尿病的原因，而我們可以在疾病發生前就偵測到這些細胞變化。證據顯示，改採健康飲食對你的細胞機制有強大的影響，詳閱本章後你就會明白了。

　　所有醫生和營養師都有一項共識：如果患有糖尿病，身體便不能有效地處理血糖，也就是說，血液裡的糖分含量會過高。研究人員很早就發現，假如血液裡糖分持續過高，隨著年齡增加，就有可能會導致許多健康問題。

　　為了降低血糖，多數醫學專家很可能會開立一份極少糖分的飲食處方，他們也會要你限制澱粉類食品，例如麵包、馬鈴薯、米飯和義

大利麵，因為澱粉在消化道裡會分解而釋放出糖分。這似乎很有道理，假如你的身體不能處理糖分，就要小心不要吃進過多糖分以及任何會變成糖分的東西。醫學團隊也會建議你每天攝取等量的澱粉，並將每日總澱粉量分三餐均衡攝取，這樣長期攝取量才會平均。糖尿病飲食也大量減少卡路里來幫助你減重，並限制某些油脂來降低心臟病和其他併發症的風險。簡而言之，這些就是典型的「傳統」糖尿病飲食內容。

這些作法都符合邏輯，對有些人來說幫助也很大。問題在於，對大多數人而言，這樣的飲食改變只有很少的效果，大部分人體重只能輕微下降，而且若單靠執行飲食改變，一般並不能控制住血糖。

不久，醫師很可能會認為糖尿病飲食對你並沒有太大幫助，於是開立各式各樣的藥劑。你可能需要一種、兩種，甚至三種口服藥劑，最終醫師可能會考慮加入胰島素注射，此外，因為很多糖尿病患也同時有高血壓和高膽固醇，醫生也會加藥來處理這些問題。這樣看來，這份飲食法不但沒有為你減低或避免用藥，反而像是一塊通往無盡用藥的墊腳石。

我們在仔細觀察糖尿病於全世界的分布狀況後，發現了治療糖尿病的第一線曙光。大型的人口研究顯示，糖尿病在日本、大陸、泰國和其他亞洲國家，是很少見的疾病；在非洲一些地區，糖尿病也是一樣稀少。

這些研究也顯示了另一項事實，在這些糖尿病少見的國家裡，人們並未遵循所謂的糖尿病飲食法。他們並未避免碳水化合物，而且每天都吃澱粉類食物——在亞洲和非洲，稻米和其他穀類以及根莖類蔬菜，都是每日的主食。事實上，研究人員發現：這些國家人民吃的碳水化合物比北美和歐洲人民要高出很多，但糖尿病發生率卻相對來得少；體重問題也是一樣的情形。美國成人中，過度肥胖的占了總人

口30%，而採取傳統日式飲食的日本人當中，過度肥胖者卻不到1%，他們心臟病和各種癌症很少見。日本人也比北美或歐洲人民長壽。

然而這個好現象在日本人移民到溫哥華、西雅圖、芝加哥、亞特蘭大或華盛頓特區後就不再發生了。對一個日本成人來說，搬到北美會急遽增加得糖尿病的機會，心臟病、過度肥胖和其他問題也變得比較常見。

假使你開始擔心我要你採取傳統日式飲食，請放輕鬆。採取傳統日式飲食不是個壞主意，但這不是本書的主旨。我舉出這個國際性的飲食和發病的比較，只是要說明一個重要的觀念：「碳水化合物並不會導致糖尿病」。而一個把焦點集中在避免攝取碳水化合物的飲食，並無法有效控制糖尿病，更別提要逆轉病情了。如果一定要說碳水化合物和糖尿病有何相關，我們認為**健康的碳水化合物反而能幫助我們避免糖尿病灶產生**。

仔細想想，到底當一位亞洲男性或女性改採西方飲食的時候，會發生什麼樣的轉變：他會改吃漢堡、炸雞、乳酪和其他西方美食，而米飯和麵點卻逐漸被遺忘；這份飲食變得比較油膩，而且蛋白質的量高出許多——富含碳水化合物的米飯、麵點和其他澱粉類食品不再是主流了。

令人遺憾的是，這正是目前發生的景象；更糟糕的是，亞洲男性或女性現在根本不用移民也會發生這樣的轉變。麥當勞已經主動送上前來，漢堡王、肯德基及其他西方飲食習慣也占據了亞洲，肉類、乳酪和其他油膩的食物正逐漸取代米飯和蔬菜。

隨著日式飲食逐漸西化，糖尿病例也跟著暴增。一項針對40歲以上日本成年男性的研究顯示：1980年代以前，糖尿病發病率為1%到5%；到了1990年代，糖尿病發病率上升到11%至12%。統計趨勢顯示

糖尿病
有救了

這個數據還會再升高。最後大家才大吃一驚：原來許多日本人身上都有導致糖尿病發生的基因，但是只要他們謹遵以米飯為主的傳統飲食，這個疾病大部分的時候都不會產生。導致糖尿病發生的基因就好像在乾燥土壤裡的種子，已經進入休眠的狀態，一旦米飯不再流行，而西方飲食進駐下來，這些基因特徵便開始顯露。

吃大量碳水化合物的亞洲和非洲人很少有糖尿病，而當碳水化合物被屏除時，這疾病病例卻愈來愈多。根據這個現象，研究人員只能做出以下結論：高碳水化合物的飲食並不會導致這個疾病。事實上，罪魁禍首似乎潛藏在西方飲食裡。

我們不能不面對一項事實：糖尿病的問題不是出在碳水化合物（糖分和澱粉），「而是身體如何處理這些碳水化合物」。如果可以成功修護身體吸收和使用碳水化合物的能力，那我們不但可以放心享用碳水化合物的食物，而且糖尿病情應該會減輕，甚至不藥而癒。

接下來，檢視一下你的身體，就可以說明我的理論。

被口香糖黏住的鎖──檢視身體內部

胰臟是你的腹部器官之一，它負責製造胰島素，你現在已經知道胰島素是一種荷爾蒙。胰臟將胰島素釋放到血液中，並指派它們到達身體各處的細胞。胰島素像是插入鎖孔的鑰匙，它會附著在細胞表面的接受器上，並催促細胞膜准許血糖進入細胞。胰島素對無數的細胞進行同樣的任務，它附著在細胞的表層，開啟大門，然後讓葡萄糖進入細胞。

但在第二型糖尿病患身上，這套系統無法正常運作。胰臟製造胰島素，胰島素也到達每個細胞門口，但卻打不開大門。這就好像鎖卡

住了，所以鑰匙就失靈了——這即稱胰島素阻抗。沒錯，胰島素這把「鑰匙」還在，但卻無用武之地。葡萄糖無法進入細胞，因此堆積在血液裡。

想像普通門鎖的運作方式：如果有人把口香糖黏到鎖裡會怎樣？鑰匙沒壞，鎖本身也沒問題，只是現在黏滿了口香糖。為了讓門鎖恢復正常功能，我們要先把它清乾淨。

這項新的糖尿病治療策略，其理論基礎就在於清潔你生理上的門鎖。我們的目標是幫助你的胰島素「鑰匙」重拾以往的作用。

最新的糖尿病飲食法

早在1900年代初期，研究人員就已經嘗試藉由調整飲食，來改善胰島素感受性。這些年下來，發現一項研究事實：亞洲和非洲居民經常食用的食物，不知為何竟有助於避免糖尿病產生，這對許多研究人員——像是筆者——都有深切的啟發。

肯塔基大學的研究

1979年，肯塔基大學的調查人員研究了20位第二型糖尿病的男性患者，之前他們每日皆需施打26單位的胰島素。實驗中的飲食法包含許多種蔬菜、水果、全穀類和豆類，因此纖維質和碳水化合物含量極高。此飲食法幾乎純素，只有極少的動物脂肪，實際上各式脂肪含量都極少。

參與計畫才16天，半數以上的男性就可以完全不用施打胰島素，而且在不使用胰島素的情況下，血糖值卻比以前「更低」；其餘的男性則可以大幅減低胰島素的注射量。這計畫的成效快速又驚人，但缺

點是研究時間短,且參與者在實驗期間要住在研究病房中,當他們要獨立生活並自行準備餐點時,還不確定會不會也有類似的結果,而此飲食法是否有長期效果,也待觀察。

加州大學洛杉磯分校的實驗

加州大學洛杉磯分校舉行了另一項實驗:197位男性加入為期3週的飲食改變和運動計畫,他們也得到幾乎一樣的結果。在這些受試者當中,有140位能夠完全停藥,改善的情況實在是又快又有效。不過,在我們看來,這個研究有個小缺陷,那就是沒有把飲食和運動的功效分開。當然,飲食和運動兩者都很重要,但我們若要找出最佳的糖尿病飲食法,就必須在測試食物的同時,將其他變因都保持恆定。

不忌碳水化合物的低脂飲食試驗

許多年以前,我的研究小組開始一系列的調查,想看看單靠飲食改變會有什麼成效。我們測試的飲食法完全不限制碳水化合物,反倒是集中在清除盤中的脂肪。當時我們認為,如果可以清除盤中的脂肪,或許就可以清除門鎖被卡住的機制,進而打開細胞的大門。

我們展開一個試驗性研究,這在序言中有大略提及。當大部分的受試者看到菜單裡有米飯、義大利麵、番薯和豆類時,都十分吃驚,而當他們發現竟然不用限制碳水化合物的時候,更是大感驚訝。不論他們已經得了幾年的糖尿病,也不管他們對重拾碳水化合物有多麼緊張,我們對醣類仍不設限。此外,食物分量也沒有限制。儘管大部分受試者都過重,我們並未要求他們限制食量或減少卡路里。

我們的焦點擺在脂肪,目標在清除受試者飲食中的油脂。因此,

他們早餐要選擇傳統的燕麥粥或是半顆香瓜、全麥麵包亦可，但不可以是培根加蛋；如果中午他們吃墨西哥辣味燉品，那必須是素的；如果要吃義大利麵，那要用番茄口味的素醬料，不可用肉醬。在實驗期間，受試者要完全排除動物性食品並堅持純素飲食。

不用說也知道，假如飲食中完全無動物性食品，也就不會有一滴的動物性脂肪。我們也把植物油的用量盡可能減到最低，而且，為了獨立飲食的效果，我們要求受試者切勿改變他們以前的運動量，也不可以自行把運動加入本計畫。要注意的是，運動是健康生活的一部分，一般情況下，我們都會相當鼓勵病人做運動，但因為這是一項單獨針對飲食的研究，基於科學原因，運動並非計畫中的一部分。

實驗結束後，所有人都站上磅秤。才12週，受試者平均就減了7.2公斤，血糖降低28%；⅔原本服藥的受試者，能夠在這麼短的時間內，就減低藥劑或終止服藥——這是不用限制卡路里或碳水化合物，也不用特別運動所得到的結果。和遵循美國糖尿病協會飲食指南的控制組比起來，這成效要高出許多。

這個結果一鳴驚人。但是為什麼會這樣呢？為什麼這樣的一份食譜，不但容許義大利麵、米飯和其他糖尿病患以為不能吃的其他食物，又不計較卡路里和運動量，竟然能夠使血糖急速下降，且又輕易地減重呢？

又一次驚人發現

為了回答此問題，我們設計了另一項研究，這次對象包括一組中度到重度肥胖的女性。再一次，我們針對動物脂肪和植物油下手。受試者要完全排除動物性食品並把植物油的用量減到最低，但是他們可以隨意自行運用這份計畫，不管是在家用餐或是上館子，因此我們可

**糖尿病
有救了**

測試本計畫在現實生活中是否可行。對有些人來說，在外用餐也許代表俄式蘑菇料理配清蒸蔬菜，也或許是蔬菜壽司加味噌湯和沙拉。只要受試者堅持棄絕動物性食品並把植物油的用量減到最低，他們有權自由創造喜歡的餐點。

為了做對照，我們加入了控制組。在你看來，這組進行的是典型的降膽固醇飲食法。這份飲食法減少紅肉攝取，但強調雞肉、魚類，以及許多蔬菜、水果和全穀類。

實驗結果既快速又亮眼。素食組平均一週減0.45公斤，14週共減了5.9公斤；控制組則減了3.6公斤。

Dr.柏納德小提醒 **意外的好處──燃燒更多熱量？**

這項研究也呈現出另一個值得一提的現象。在喬治華盛頓大學，我們測試了參與者的新陳代謝率，也就是身體燃燒熱量的速度。測量方法如下：參與者在食用測試餐（兩罐標準液體配方）後，我們測量他們每分鐘的氧氣吸收量和二氧化碳製造量。

在14週實驗飲食結束後，我們很清楚看到，他們餐後熱量燃燒速度變快，增加了16%。

發生了什麼事？原來這份飲食讓細胞對胰島素的作用變得較為敏感，所以他們吸收營養的速度變快了。葡萄糖得以從血液進入細胞，並在裡面被燃燒作為熱量。這些熱量會釋放為體熱，並非囤積成體脂肪。科學家稱之為食物的產熱作用，這還有一點瘦身的作用。

實驗進行到此，這種飲食法會有助減重，早已是預料中之事，但我們做了更進一步的研究。受試者被要求到實驗室做葡萄糖耐受性檢查，這有助於測量他們身體對糖分的反應能力，以及身體中胰島素的運作能力。每一位受試者都喝下一劑糖漿，之後每半小時，採取血

液檢驗樣本，以方便測量血糖和胰島素的上升狀況。依據生化檢查數值，我們能夠估計每一位女性的胰島素感受性，並追蹤實驗進行過程中，胰島素感受性的變化。

結果十分顯著，數值顯現出受試者出現身體上的改變，依據血液生化檢查數值，我們很清楚地看到，他們身體的細胞對胰島素愈來愈敏感。14週結束後，他們的胰島素感受性增加了24%。換句話說，這份飲食具備一種特殊的能力，足以重新啟動天然胰島素為血糖打開細胞大門的力量。可想而知，這份飲食正在解決第二型糖尿病患的根本問題，也就是說，它幫助葡萄糖進入該去的地方。

根據這些調查和其他研究結果，國家衛生研究院——即美國政府的研究部門，決定贊助另一項研究。此計畫是和喬治華盛頓醫學院、多倫多大學，及美國責任醫療醫師委員會共同執行，後者是我在1985年創辦的非營利機構。

本研究對象為99個第二型糖尿病患，實驗為期22週，其中49位受試者採取類似先前我們測試過的飲食法：這是一份純素的飲食，完全不含任何動物性產品，且脂肪含量很低。除此之外，雖然我們完全不限制醣類攝取量，但鼓勵參與者謹慎選擇碳水化合物的類型——若是麵包類，我們鼓勵他們選用黑麥麵包，或未精製的德式裸麥麵包，而非精製的白麵包；若是薯類，我們偏好甘薯和番薯，避免馬鈴薯。其餘50位參與者，則遵守美國糖尿病協會的飲食指南。當然，我們再一次限制運動量。

在接下來的數週，許多參與者都發現血糖降到需要減藥的程度。這結果雖然很棒，但卻並非我們原先的目標。事實上，我們試圖盡可能不去改變受試者的藥量，以期能夠將飲食對血糖變化的影響獨立出來。然而，飲食和降血糖藥的組合效果實在太強大了，許多受試者為了避免血糖過低，還是「被迫」減藥，甚至完全停藥。

　　為了確實衡量飲食的效能，我們於是轉而觀察那些並未減藥的受試者，並分析飲食如何改變糖化血色素——血糖控制的主要指標。美國糖尿病協會的飲食法將糖化血色素降低了0.4%，這變化不錯，但純素飲食卻比美國糖尿病協會飲食指南有效3倍。純素飲食將糖化血色素降低了1.2%（為期22週的研究，平均數值從8%降低至6.8%），這比典型的藥物療法更為有效。在一個大型的研究試驗顯示，一般的糖尿病藥物，例如庫魯化Glucophage（成分：二甲二脈），降低糖化血色素的效果約為0.6%。此外，純素飲食法也被證實能夠有效減少體重和血膽固醇。

　　讓我們看看糖化血色素這數值改變的意義：根據一項劃世紀的「英國前瞻性糖尿病研究」調查顯示，如果第二型糖尿病患的糖化血色素數值降低1，眼睛和腎臟的併發症風險可以降低約37%。只考慮糖化血色素的改變就可以得出這樣的數據，而飲食改變其實還同時減低了血膽固醇值和血壓值，這兩者對眼睛和腎臟的助益，還未和糖化血色素一併考量。

　　在下一章節裡面，我會指導你如何測試本飲食法對你的幫助。現在，讓我們先仔細看看這項飲食策略背後的科學原理。

通往完美的飲食

　　戒絕動物性食品並把油脂攝取量減到最低，這聽起來好像很不簡單，但我們的參與者卻說完全不是那麼一回事。華特說：「我覺得很驚訝，做這樣的飲食調適竟這麼簡單，而且感覺很棒。才2個月就減輕了9公斤！我最驚訝的是，平均血糖值降低了30%到40%。」

　　而對馬克而言，「這改變是一場冒險，我嘗試新餐廳、新食譜和以前從來沒吃過的食物。我的主要目標是減重，到現在已經足足減了

13.6公斤。在一開始，我的空腹血糖值為260到360毫克／公合。結果這數據降低的速度像石頭掉下來一樣快，現在大約在130到135毫克／公合之間，而且到了下午不再那麼容易感到疲倦。」

南西深表贊同，在30天內就完全適應本飲食法。她說：「飲食改變過後5個月，我的血糖值就掉到必須停藥的程度。現在不但精力充沛，而且神清氣爽。」

我會一步步地帶領你走進這個飲食法。本飲食法聽起來對健康很好，絕對無庸置疑，但它的益處絕不僅止於控制血糖而已。

在1990年，一位年輕的哈佛醫師迪恩‧歐尼胥（Dean Ornish），發現低脂素食有項值得注意的特性。他利用本飲食法測試心臟病患，並在實驗中加入有益健康的生活型態轉變，包括規律運動、壓力調適和戒菸。因為這飲食法不含動物性產品，所以低脂且零膽固醇。1年後，每位病人都照一種特殊的血管造影X光片，醫師團隊把照片拿來和實驗前的造影做比較，對照結果創造了醫學歷史——病人的冠狀動脈，原本被多年的不良飲食所堵塞，現在竟然開始疏通了；實驗1年後，血管的改變在82%病人身上都顯而易見。完全不需要手術或藥物，甚至連降膽固醇的藥都不用，就有這樣的效果。

其他研究員則提出，相同的飲食改變也能夠降低血壓。我們很清楚地看到，戒絕動物性脂肪能減低血管的濃稠度。也就是說，血液變得不像油脂，反而比較像水，所以它可以在血管裡暢通無阻，進而造成血壓下降。血壓變低一方面是因為蔬菜和水果裡所含的鉀，另一方面，植物食品的特性更增強了療效。

素食主義者的體型也比較苗條。一般人若是改採素食，可以減低10%的體重。

這些變化其實在一般人身上就很受用，但若你患有糖尿病，這些改變卻是攸關生死。正如第1章所述，這是因為**持續的高血糖會損害**

**糖尿病
有救了**

心臟、眼睛、腎臟和腳部的血管。大部分糖尿病人，
或許我們應該說，沒有做這份飲食改變的人，他們的
頭號死因是心臟病變。一份足以扭轉這個過程的飲食計畫，能夠將
時光倒流、降低血壓，並減輕體重，這對所有的糖尿病人來說都是強
效藥，不管你是屬於第一型或是第二型。

假想你的眼睛因為糖尿病而受損，眼科醫師會手拿雷射刀來小心
修補你那脆弱的視網膜，但要是食物能在一開始就避免這個損害，那
你要選擇哪一種？一份飲食改變，若是能控制好血糖、降低血壓並且
使血管年輕化，將為你眼睛的血管帶來一個喘息的空間。這份飲食改
變也會降低需要洗腎的機率，因為腎臟小過濾器（譯註：腎臟過濾血液
汙染物質的小單位）的微血管得到了休息的機會。當然本飲食法對心臟
的作用亦是非常強大。請不要誤解我，我並非建議你放棄正統醫療，
只單純依靠飲食。但是一項飲食改變假如能夠持之以恆，並且趁早開
始實行，將能夠徹底改變你的健康，大幅降低併發症的風險，甚至在
某種程度上，扭轉這些併發症。

脂肪把細胞卡死了

在討論第二型糖尿病時，我將病患身體的細胞描述為被口香糖黏
住的鎖。研究顯示，這比喻竟然非常貼切。沒錯，細胞內堆積的某種
物質阻擋了胰島素的作用，這物質並非口香糖，而是脂肪。

在2004年2月12日發行的《新英格蘭醫學期刊》中，耶魯大學的
研究員提出一項令人驚喜的發現。他們檢查那些父母或祖父母有糖尿
病的年輕人——這些人都很清瘦健康，而且當時都沒有糖尿病，但其
中有人已經產生胰島素阻抗，也就是說他們在喝下一劑葡萄糖漿後，
血液中出現過量累積的糖分。研究員找出了原因：他們細胞內部有微

量的脂肪，這脂肪影響了胰島素的正常運作。他們身體仍然正常製造胰島素，胰島素也能夠到達細胞，只是一到了細胞門口，胰島素就失靈了。肌肉細胞就是沒辦法回應胰島素，這是因為細胞內部有脂肪碎粒卡著，就像鎖被口香糖黏住了，即使有鑰匙也沒有用。

　　脂肪是如何跑進細胞裡的呢？一般來說，肌肉細胞含有少量的脂肪，用來做身體活動的能量來源，這含量通常極少，一般是等你哪一天活動量特別高、需要多一點能量的時候，這些脂肪才發揮作用。在這些年輕人身上，基於某種原因，脂肪的累積量已經超出正常範圍，比其他年輕人高出80%，脂肪累積到最後就把細胞卡死了，也就是脂肪干涉了細胞對胰島素的反應力。這現象代表他們將來很可能會得到糖尿病，除非身體發生某種重大的轉變。

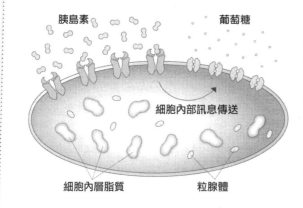

細胞內部脂肪干涉胰島素作用

胰島素　　　　　　　葡萄糖

細胞內部訊息傳送

細胞內層脂質　　　粒腺體

在正常情況下，胰島素會附著在細胞表面的接受器，並且指示細胞膜讓血糖進入。然而，如果脂肪（也叫細胞內層脂質）囤積在細胞裡，它就會阻礙胰島素指令細胞傳送內部訊息。另外，稱作粒腺體的小型細胞器，原本應該要負責燃燒脂肪，若是它們趕不上脂肪累積的速度，就有可能造成第二型糖尿病。還好證據顯示，飲食改變可以降低細胞內的脂肪量。

　　我必須強調一點：細胞內部的脂肪和腰部的脂肪不一樣。即使你的身材算瘦，你的肌肉細胞內還是有可能屯積脂肪。參與耶魯大

學研究的受試者都不胖，平均體重約64公斤，他們都是年輕的健康民眾。但是，正如同年輕時吸菸會導致數十年後得到癌症；同樣道理，年輕的時候若在細胞屯積脂肪，等於是在為糖尿病鋪路。

現階段的糖尿病飲食設計，目的都不在改變細胞內部的現象，而是著重於彌補所謂的糖尿病徵。由於你的細胞無法處理葡萄糖；也就是說，胰島素無法將葡萄糖輸送到細胞，所以你的飲食必須限制糖類和含有碳水化合物的食物，因為碳水化合物在消化過程中也會釋放出糖分。也許我們應該換個角度思考：是否可以藉由飲食改變來消除細胞內的脂肪囤積現象，進而逆轉日漸嚴重的胰島素阻抗問題？

我相信這是我們能夠完成的目標，而且假若你能夠進行本書描述的飲食改變，也會達到相同的目的。但是首先讓我們再更仔細地檢視細胞內部。

燃燒脂肪的小火爐

堆積在肌肉細胞裡頭的微量脂肪有一個專有名詞，科學家稱之為「肌肉細胞內層脂質」。你現在知道，這些微量的脂肪在糖尿病發生前就已經開始囤積了。

讓我們更進一步檢視這些脂肪是如何堆積的。你身體的細胞有微小的火爐或燃脂機，它們的任務是代謝脂肪碎粒並將其轉換為能量。如果所有的機制都正常運作，脂肪進入細胞後，這些火爐就立刻將它們燃燒使用完畢，這些火爐叫「粒腺體」，它們負責把脂肪或其他燃料來源轉換成用來運作細胞的能量。如果你一直持續累積脂肪，這就表示你的火爐，也就是粒腺體，已經開始無法勝任它的工作。

在第二型糖尿病患身上，問題似乎出在粒腺體數量過少，也就是

第二型糖尿病患的粒腺體數量不夠他們燃燒脂肪所需。如果他們細胞裡這些小火爐的數量可以變多，情形就可以改善。

令我們感到驚訝的是，你所擁有的粒腺體數量很可能是由你吃進了什麼食物來決定。

關閉瘦身的基因

在路易斯安納州巴吞魯日的彭寧頓生物化學研究中心，研究了10個年輕人。這10個年輕人平均年齡才23歲，體重都在標準範圍，平均79公斤，而且都很健康。研究人員要他們採取一份脂肪占總熱量一半的高脂飲食，這樣的脂肪量比理想範圍高出許多，但這和很多人平日實際飲食脂肪量相距不遠。

這10位受試者採取這個飲食法才3天，就已經累積出了相當顯著的肌肉細胞內層脂質，所以我們從這研究學到了第一件事：脂肪累積速度相當快，根據吃進了什麼食物，你便會以驚人的速度在細胞內累積脂肪。

接下來研究員測試了製造粒腺體的基因。正如同我們細胞內有很多基因讓你製造骨頭、荷爾蒙、皮膚、頭髮和其他身體結構，你也有負責規劃粒腺體的基因。研究結果顯示：這些受試者吃進的高脂食物不單只是把脂肪堆積在細胞裡而已，「這些高脂食物其實還關閉了可以幫助我們燃燒脂肪的基因」。事實上，部分製造粒腺體的基因作用機制已經被解除了。這種情形就好像這些受試者的身體正努力想避免燃燒吃進去的脂肪，這樣他們才能把這些脂肪儲存在細胞內以方便將來使用。

想想這個現象的含意：你吃進油膩的食物，結果脂肪小碎粒在肌肉細胞內累積，這些脂肪干擾了細胞正常的運作，其中包括它們對胰

島素的反應。如果胰島素無法正常運作，血糖便無法進入細胞，轉而累積在血液裡。你的身體需要粒腺體來燃燒累積的脂肪，而這些高脂食物其實似乎關閉了可以幫助你製造粒腺體的基因。當你吃進高脂的食物後，便把細胞移除脂肪的能力降低了。

現在讓我推測這些現象發生的原因：

早在現代速食和便利商店收到他們第一批乳酪和油炸用油的貨品之前，你的身體化學結構在數千年以前就已經慢慢成型。我們人類祖先並沒有在樹上找到油膩的食物——至少在大部分的樹上都找不到。當他們難得一次吃到高脂的食物（像是肉類、雞蛋、堅果或酪梨），他們的身體其實很可能在努力儲存來自這些食物的脂肪，這樣萬一缺乏食物時，身體就可以運用這些脂肪來運作細胞。因此，在遇到突然吸收到很多脂肪的時候，身體這種關閉燃脂粒腺體，以儲存將來所需脂肪的現象，看來是再自然也不過了。當然這是我們現在最不想遇到的情形，我們希望強化粒腺體——開啟燃燒脂肪的小火爐。

讓我分享一個驚人實驗的結果。在義大利羅馬的天主大學，8位病患接受了胃繞道手術。在治療高度肥胖症上，此手術通常只在無藥可治時才會施行是有原因的，因為這手術過程如下：首先胃被釘成一顆雞蛋大，只剩一個小囊袋來接收食物；然後小腸被切成兩段，上段完全無用，下段則接到小胃囊。在這情況下，病人吃不了大量食物，而且不管吃進了什麼食物，也只剩很少的小腸來吸收營養。

手術過後，病人根本就是陷入飢餓的狀態，他們每一餐都吃不了多少食物，而且無法好好吸收所有吃進去的脂肪，因為負責吸收脂肪的第一段小腸，已經沒有和胃部連接在一起了。

你可以想見，這些病人都減輕了體重，在術後6個月內就從137公斤降到104公斤，在這樣極端的手術後，這是很常見的現象。真正令人注意到的是這手術對細胞的影響——他們肌肉細胞裡的油脂，也就

是所謂的肌肉細胞內層脂質，竟然減少了87%，而且雖然他們仍然過重，細胞對胰島素的阻抗已經大部分消失了。

我並非在建議你去接受這個手術，提出這些研究發現，只是要闡述一項重要的理念：你的細胞內部組織不是永遠恆常不變的。假如油脂不再湧入，細胞內的脂肪就會慢慢消散，當這情況發生時，「細胞即可開始重建以往正常的運作能力」。

手術是一個極端的辦法，但義大利的研究員也做了另一個研究，他們測試不開刀，只採用低卡路里飲食法是否能消除肌肉細胞內層脂質——答案是肯定的。採用1,200卡飲食法的6個月後，病人平均減了13.6公斤，而且消除了細胞內8%的脂肪。這個結果之所以沒有像手術那麼戲劇化，是因為這飲食法只是限制卡路里，並非強調要特別攝取某些「類型」的食物，而這種飲食計畫的重點正是強調挑選食物類型的重要。下一步就是要強化這份飲食菜單，讓我們不用承擔手術的風險，卻能得到類似手術的功效。

讓我們再更進一步探討。倫敦帝國理工學院的研究人員調查了一組採行純素飲食的民眾，他們將這些受試者和其他年紀和體重相仿但未採行純素飲食的人進行比對。當研究員測量每個受試者的小腿肌肉裡細胞內層脂質時，發現純素飲食者的脂質比雜食者少了31%——純素飲食似乎能夠避免細胞內堆積過多脂肪。

這些研究非常清楚的顯示：**細胞內部脂肪的累積和這現象連帶引發的問題並非純粹是基因造成的**。基因雖然有其影響，但飲食卻是關鍵，改變飲食可以大大減少細胞內脂肪的累積現象。在第二部，你將學會如何用最有效的方法選擇食物，來解決這個問題。

3 第一型糖尿病有救了

避免乳製品是關鍵

對許多孩童來說，要防止第一型糖尿病的方法之一，就是避免在出生後幾年攝取牛奶。

假如你有第一型糖尿病，那本書內容或許能救你一命。你一定聽過第一型糖尿病會提高心臟病變和其他併發症的風險，但當你有能力掌握病情時，所有的風險都隨之大幅減低。

研究顯示，「你並非完全無力阻止第一型糖尿病的併發症」，事實上，有很多方法可以保護自己。

糖尿病控制及併發症試驗研究，是採用藥物療法控制糖尿病，此研究由美國政府贊助，其中包括1,441位第一型糖尿病患，有些受試者一天使用1至2次胰島素，也就是傳統第一型糖尿病療法；其他受試者則採取較密集的療程，一天使用3至4次胰島素，包括注射法或胰島素幫浦，而且每天都密集測量血糖值，並依據數值調整胰島素用量。在17年的追蹤檢驗之後，後者額外做的努力竟得到相當高的報酬，由於他們仔細追蹤血糖和調整胰島素用量，心臟病變發生率減少了50%。

除此之外，雖然糖尿病會提高眼部病變風險，比起傳統療法，完

整的血糖控制能降低76%的風險；小心控制血糖還能減少39%腎臟病發生的機率，和60%神經性病變的風險。

雖然這份研究的治療方法是用藥物而非飲食，但卻證明了一個關鍵問題：**許多人以為糖尿病併發症是無法避免的，但事實恰好相反**，**精確控制血糖會帶來極大的幫助**。沒錯，第一型糖尿病的確需要使用胰島素來達到目標，可是飲食和運動卻能提供額外的幫助，只是很少人善加運用，而本書重點即是飲食療法。

另外，我們有必要了解，儘管血糖控制是如此重要，它只是成功治療糖尿病的條件之一。其他像血壓、血膽固醇及其他因素，也都和身體部位的併發症風險息息相關，譬如心臟、腎臟、眼睛、手掌和足部。現在的目標著重在以調整飲食來盡可能控制這些病變，並在必要的時候，根據醫師的建議，以藥物輔助治療。

最佳飲食預防心血管併發症

以第一型糖尿病來說，最高的病變風險出現於心臟和血管，如果你對自己的病只是袖手旁觀，心血管疾病將會在體內蠢蠢欲動。事實上，大部分的第一型糖尿病都會出現心血管疾病，但我們現在比以往更了解如何利用飲食和轉變生活型態來保護心臟，這些改變並非只有助於糖尿病患，每個人都將受益無窮。第4章和第5章將詳述飲食的方法和內容，第12章和第13章則直接針對併發症討論。現在讓我們看看本飲食法的4個關鍵。

健康吃

請務必遵守下一章所列舉的飲食改變步驟，此方法屏棄膽固醇和

動物性脂肪，把一般油脂用量減到最低，並教你遠離白糖和精緻的碳水化合物，改吃健康的複合碳水化合物。

你將會發現，素食餐飲有一項特別的優勢。更精確的說，應該要是純素，也就是完全不含動物性產品的飲食，才具備此優勢——膳食膽固醇只存在於動物性食品中。

Dr.柏納德小提醒 　**我們需要膳食膽固醇嗎？**

我們最好排除飲食中所有的膽固醇——食物中沒有所謂的好膽固醇。事實上，來自食物的膽固醇都有升高血膽固醇的傾向。膳食膽固醇和血液檢查中的膽固醇不一樣。血膽固醇以多種形式存在，醫師把其中兩種稱為好膽固醇（高密度脂蛋白HDL）和壞膽固醇（低密度脂蛋白LDL）。**好膽固醇之所以好，是因為它正離開身體。**

動物性食品通常飽和脂肪（壞脂肪）的成分會比較高，這種脂肪會導致身體製造多餘的膽固醇，純素餐飲可以徹底解決這些問題。此飲食法還有一個很大的優點：所有的蛋白質來源皆為植物性，而非動物性。研究顯示，已經有某種程度腎臟病變的人，若食用動物性蛋白質，腎功能將加速衰退。相反的，健康的豆類、穀類和蔬菜，才是你的腎臟所需要的。

請詳讀下一章以了解該如何進行本飲食。

戒菸

假如你抽菸，現在該是戒菸的時候了；假如你已經戒菸失敗過50次，現在是戒第51次的時候了。你不但有能力戒菸，而且一定會成功，請找醫師幫助你戒菸。

規律運動

　　即使是溫和運動，像每天散步，都對健康很有幫助。請找醫師幫你評估心臟、關節和整體健康狀況，以決定你是否可以開始運動。第11章將教你如何進行運動。

壓力管理

　　壓力直接影響你的健康，因為血液會被一種荷爾蒙所淹沒，這種荷爾蒙的特性是催促你選擇要打擊還是逃避問題，它會使血糖上升；此外，壓力也會打亂你的正常飲食和干擾睡眠。

　　掌握壓力並不意味著放棄面對生活中的挑戰；控制壓力代表的是找尋方法全面享受人生，但是不放任壓力肆虐。健康的放鬆方式有很多，像靜坐、瑜伽，甚至簡易的呼吸運動皆可。

　　在前一章節提到，迪恩·歐尼胥醫師已經證實這4步驟——健康的素食餐飲、戒菸、規律運動和壓力管理，可以逆轉心臟病，甚至不需使用降膽固醇的藥物，這是一項極大的益處。醫師為了更進一步保護你，也許會在你的計畫之中添加藥物。

　　這些生活型態上的改變，雖然無法完全泯除第一型糖尿病患對胰島素的需求，卻能幫助你保持健康，並將此病給生活所帶來的影響減到最低。

牛奶惹的禍？！

　　長久以來，我們的努力目標一直局限在設法增進第一型糖尿病患的健康。

現在請超越這個目標，暫時想像一下，如果我們其實有辦法在一開始就避免病灶產生，那該有多好？過去20年來的研究指出，也許我們的確早有能力防止大部分的第一型糖尿病的發生。

不是單純的遺傳病

如果你以為第一型糖尿病是遺傳造成，因此不可能避免，請繼續讀下去。

針對同卵雙胞胎的研究已經推翻了這個舊觀念。同卵雙胞胎當然具有相同的基因，所以才有相同的髮色、眼睛顏色以及容貌特徵。假如此疾病是很單純地由基因造成，那兩位雙胞胎應該都會發病，但第一型糖尿病發生的機制並非如此。如同我在第1章所述：即使是同卵雙胞胎，若是其中一個得到第一型糖尿病，另外一個也得到的機率少於40%。

因此，即便基因和此病有關，我們很清楚地看到：第一型糖尿病並非單純是遺傳性疾病，一定是有某個導火線，在幼兒早期的生活環境中悄悄醞釀。

多年來，研究員都知道**第一型糖尿病發生的原因在於：免疫系統攻擊並摧毀掉胰臟負責產生胰島素的細胞**。當然，你的免疫系統是面對細菌、病毒和癌細胞的防護罩，它不應該去攻擊自己健康的身體組織，但這正是發生在第一型糖尿病患身上的情形。

是什麼因素造成的？讓我們先對免疫系統有個基礎的了解。免疫系統的複雜防護網是由各司其職的白血球構成的：有些白血球負責吞噬和消化入侵人體的細菌；有些則製造抗體，抗體是種分子，它們會像魚叉一樣，附著在入侵的生物體表面，並指揮免疫細胞予以攻擊。

假如你有第一型糖尿病，你的免疫系統犯了一樣重大的錯誤：它去攻擊並摧毀掉製造胰島素的細胞，因此科學家稱這種情況為自體免疫疾病。

為什麼會這樣呢？在1992年，加拿大和芬蘭的研究員在《新英格蘭醫學期刊》發表了一項重要的發現。研究員從142位剛被診斷罹患第一型糖尿病的幼兒身上採取血液樣本，他們檢驗後發現，每個小孩身上都有一些準備要去攻擊牛奶蛋白質的抗體。這些抗體是為了應付嬰兒配方裡面的酪蛋白而產生的，但不知為何，這些抗體竟也攻擊負責製造胰島素的細胞。

現在謎底才終於揭曉：原來**部分酪蛋白的生物化學構造和產生胰島素的細胞不謀而合**。本是用來催毀酪蛋白的抗體，由於無從辨別這兩者，才會去攻擊那些產生胰島素的細胞——結果，胰臟的細胞最終是被「戰友的砲火」摧毀的。

此研究和其他類似調查，提出了一個導致第一型糖尿病的假設情況：當一個出生不久的嬰兒喝下配方牛奶，部分奶蛋白從消化道滲透到血液中，嬰兒的免疫系統將牛乳蛋白視為外來物質，於是產生抗體來攻擊它們。不幸的是，這些抗體的攻擊對象不只是牛乳蛋白，還包括胰臟產生胰島素的細胞。

這是一種逐步的破壞過程，當所有產生胰島素的細胞都消失殆盡時，第一型糖尿病就發作了。研究人員認為，由於成年人的消化道已經發育成熟，因此較不會容許奶蛋白從小腸壁滲透到血液，但在嬰兒身上，分子很容易滲透。

這研究指出，對許多孩童來說，要防止第一型糖尿病的方法之一，也許是避免在出生後幾年攝取牛奶。不用說，在1990年代早期，父母和小兒科醫師都對此一無所知，小孩當時都是喝以牛奶做成的配方——其實現在情況仍是一樣。

若媽媽未哺育母乳，總是要選用一種配方奶，雖然有些小孩喝的是大豆製成的配方奶，應該不會造成糖尿病，但目前大部分小孩喝的是牛奶做成的配方。

1992年，在《新英格蘭醫學期刊》的報告出爐後，我和知名的小兒科醫師班傑明・史伯克（Benjamin Spock）舉辦了一場記者會，與會的還有約翰・霍普金斯大學小兒科主任法蘭克・奧斯基（Frank Oski）醫師，以及其他營養學專家。我們建議，父母有權知道給稚齡兒童喝牛奶的潛在危險。畢竟，當時各方不斷灌輸父母給小孩喝牛奶的重要性，但他們卻幾乎沒聽過牛奶可能帶來的風險。我們要求各界立刻停止建議小孩攝取牛奶，父母也要有知的權利，這樣他們才能決定到底要餵小孩吃什麼。

這場記者會引發了不少爭議，大部分主流報紙和廣播電視頻道都有報導。美國醫療協會嚴厲批判我們懷疑乳製品，許多研究團體則試圖複製這項調查結果，但卻沒有得到一致的結論；有些團體則是無功而返；另外，還有些研究人員指出，要運用特殊的技術才找得到抗體，所以目前抗體仍是難以捉摸。

後來，美國小兒科協會召集了一個工作小組，專門負責調查這份研究。

2年後，也就是1994年，這小組發表了一份報告：根據超過90項調查資料，美國小兒科協會決定同意我們的研究結果，也就是說，假如幼兒早期未食用牛奶，得到第一型糖尿病的機率的確會降低。最後，美國醫療協會撤回了他們的反對言論。

雖然史伯克醫師和我都覺得，已經有充分的證據和理由來警告大眾不要太早食用乳製品，爭議並未到此結束。要知道奶蛋白到底是不是造成第一型糖尿病的導火線，只有一個方法，那就是用實驗證明這項理論。歐洲的一個團體當時就開始進行這項研究。

震撼的牛奶研究

在一個試驗性的研究，芬蘭、瑞典和愛沙尼亞的研究員找到242個可能會罹患第一型糖尿病的新生兒，他們都有一位罹患此病的一等親，然後研究人員鼓勵媽媽哺餵母乳。當媽媽準備要斷奶的時候，研究人員要求半數的受試者採用特殊改造的嬰兒配方，這些配方裡的奶蛋白已經被分解為單一胺基酸，這種蛋白質分子很小，所以不會刺激免疫系統；其他半數的家庭則採用一般嬰兒配方牛奶。研究員的目標在於判斷若是避免攝取未經改造的奶蛋白，是否可以降低得到糖尿病的機會。

過了幾年，研究員發現，喝特殊配方的幼兒產生危險抗體的機率比喝一般配方的幼兒要低很多——他們分泌胰島素的細胞產生抗體的風險，足足降低了62%。

這只能算是一個小型的試驗性研究，但調查人員持續追蹤幼兒前6到8年的發展狀況，在這幾年期間，有幾個幼兒相繼罹患糖尿病。在喝一般配方的幼兒那組，總共有8位發病，而在喝特殊配方的幼兒那組，總共有5位發病。

後來調查發現，那5位發病的幼童，其中2位一開始就放棄參與研究計畫，所以喝特殊配方的幼童組，真正發病數應該是3人，相較之下，喝一般配方的幼兒那組，發病數為8人。這項研究結果暗示，牛奶理論應該就是解開糖尿病謎團的線索之一，可是因為此調查範圍太小，研究人員仍無法就此妄下定論。於是，在2002年，他們決定針對15個不同國家的家庭，展開一個更大型的研究。

前述第一個試驗性的小研究有一些缺陷：

第一，它只禁止新生兒前幾個月的牛奶攝取。因此，我們無法判斷若是延後至8或9個月大才給予牛奶，幼兒是否也比較有可能會罹

病。畢竟大家早已知道，即便是很大的牛奶蛋白分子，有時候也能夠從消化道滲透到血液裡，甚至在成人身上亦同。如果想知道乳蛋白是否也給非新生兒帶來糖尿病，這項研究尚無答案。

第二，**此研究未禁止哺乳的媽媽本身喝牛奶**。很多哺乳的媽媽都注意到，**寶寶有時候會受到她們（媽媽）吃進去的食物影響**。說仔細一點，假如媽媽吃了某種食物，**寶寶會出現腹絞痛，好像超級胃痛一樣哭鬧不休**。食物嫌疑犯之一就是乳製品。當哺乳的媽媽避免喝牛奶，**寶寶腹絞痛的情況通常會改善**，對某些媽媽和寶寶來說，這資訊對他們有極大的幫助。

1991年，研究人員發現，哺乳媽媽喝下的奶蛋白有一部分會出現在母乳中，這些奶蛋白是來自媽媽的消化道，經消化滲入血液中，最後出現在母乳裡。因此，為了避免讓寶寶吸收到奶蛋白，不只寶寶飲食中要避免牛奶，哺乳媽媽自己也不能喝。

這個研究還有最後一個疑點要特別注意：它並沒有真的從小孩飲食中排除乳製品。正確說來，它使用的是奶蛋白已經被分解的牛奶產品。假如嫌疑犯其實不是奶蛋白，而是牛奶其他成分，此研究並無法偵測到真正的禍首。儘管如此，針對幼兒部分飲食內容和糖尿病之間的關聯，此研究仍然有助我們達到更深入的了解。

這份研究也讓我們更清楚地認識其他造成糖尿病的因素。之前證據顯示，病毒感染也許是原因之一。

的確，在牛奶研究裡，病毒似乎對某些小孩造成影響。更精確的說，病毒似乎會去刺激免疫細胞，讓它們對奶蛋白變得異常敏感；又或許是奶蛋白會影響病毒在寶寶身上的感染過程，其理論重點在於：配方牛奶和病毒之間產生了交互作用，而這個過程會使寶寶罹患糖尿病的機率增加。

目前沒有人知道牛奶和糖尿病的研究最後結果會是如何。假如理論最後被證實，它所代表的意義是，避免給予嬰兒乳製品，至少在出生後幾個月內不要給，這樣做可以很有效地減少得到此病的機率。

不用說，若哺餵母乳而非配方奶，則不會給寶寶帶來危險。喝母乳的寶寶反而得到許多優勢，和喝配方奶的寶寶比起來，前者一般的健康狀況較佳，智商也高出一點。而若是媽媽飲食中不含任何有害寶寶的食物，那就是最健康的哺育方式了。

其他造成糖尿病的危險因子也許還會在陸續的研究中發現。調查員正在研究這些已經遭受抗體襲擊的兒童，希望能夠阻止這個破壞的過程，以免他們產生胰島素的細胞全被摧毀殆盡。

保持健康

如果我們能夠在一開始時就避免糖尿病，那就好像掌握了關鍵武器。對於已經得到第一型糖尿病患的人來說，他們還是可以採取許多策略來保持健康——控制血糖很重要，穩定血膽固醇和血壓值則能保護心臟和血管。本書的飲食法雖然是針對第二型糖尿病而設計，但它對第一型糖尿病患也會有極大的幫助。

Part 2

吃對食物遠離糖尿病

The Program

④ 這樣吃效果驚人

3大原則＋4步驟，簡單控制糖尿病

我們完全不限制食物分量、卡路里或碳水化合物！你的焦點要擺在「食物選擇」。

我們的目標在創造一種特殊的飲食計畫，它必須比以前的飲食法帶來更戲劇化的功效，而本章所詳述的策略正可以實現這樣非凡的結果。假如你患有第二型糖尿病，你不能讓胰島素阻抗繼續惡化；相反的，你應該要採取制衡的手段。若你是第一型糖尿病患，你必須控制好血糖、將藥量減到最低，並且盡可能保持健康。本章敘述徹底改變菜單的原則，後續章節則教你如何實踐。

對第二型糖尿病來說，我們的目標在清除卡在細胞門鎖的口香糖。如前所述，第二型糖尿病的根本原因在於肌肉細胞內囤積了少量的脂肪，這些脂肪藉由封鎖胰島素訊息的傳送而使胰島素失去效用；也就是說，脂肪阻礙了胰島素迎接葡萄糖進入細胞的過程。你必須慎重選擇能夠逆轉此過程的食物。

全面改造菜單能防止被糖尿病的併發症纏身，這不管對第一型或第二型糖尿病患來說都很重要。你將會發現，這些飲食改變不但對

健康影響深遠，且效力無窮。你會和我們的受試者一樣
感受到本計畫是多麼易於實踐。我們完全不限制食物分
量、卡路里或碳水化合物。焦點擺在「食物選擇」，因此「分量」會
自然在控制之內，不會超出太多，但現在講這些還太早。

3大原則，逆轉糖尿病

首先，讓我們先瞧瞧是哪些改變讓這份飲食如此有效。在下一
章，我會引導你如何利用各種方式來幫助你實踐這份計畫。

下面3大原則能幫助你逆轉糖尿病、清除卡在細胞門鎖的口香
糖，並給堵塞的心臟和血管帶來疏通的機會：

1. 排除動物性食品。
2. 把植物油用量減到最低。
3. 選用不會使血糖快速上升的食物。

請喘口氣，不要恐慌。我知道聽起來好像很困難，但接下來每一
步我都會教你作法及原因。現在只要了解這些原則即可。

原則1 **排除動物性食品**

飲食中有2種可能的脂肪來源：動物性食品和植物油。本原則是
處理第一種。

不用說也知道，假如你不吃牛肉，就不會吃進牛油；若你不吃雞
肉，也就不會吃進雞油。你若想確實遵照這份指南，就得徹底清除盤
中的動物性脂肪。你進行的這份計畫將棄絕肉類、乳製品和雞蛋。

如第2章所述，研究人員在測量高脂飲食者的肌肉細胞內脂質時發現，你吃進的脂肪會很快增加細胞內的脂肪，可是避免動物性食品的人，情況卻正好相反。你應該還記得，**純素飲食者的細胞內脂質含量比一般飲食者少了31%**——這等於較佳的胰島素感受性，屏除動物性食品是一個很好的開始，但若加入第二項原則會改變得更徹底。

你還會從第一項原則得到另一項益處。當你戒絕動物性食品時，你不單擺脫了動物性脂肪，還消除了飲食中所有的膽固醇，因為動物性食品是飲食中膽固醇的唯一來源。當你的細胞重獲健康，身體其他部位也將重現生機。

你的早餐如果原本是培根加蛋，現在可改成一碗灑上肉桂粉或藍莓的傳統燕麥粥、半個香瓜再加上黑麥吐司，或許你也可以加進素香腸或素培根。

午餐方面，若你想吃墨西哥式辣味燉肉，請改吃墨西哥式辣味燉豆子或是豐盛的扁豆湯；假如你常吃漢堡，可以換吃素漢堡；如果你在義大利餐廳吃晚餐，你可以吃番茄羅勒義大利麵；若是在墨西哥餐廳，你要改吃豆泥捲餅（不加乳酪），而非炸玉米捲夾肉；若在中國餐廳，你可以在各種蔬菜料理中選擇一種，再搭配一碗米飯。

閱讀到此，你可能會想：「義大利麵？米飯？我可以吃這些高碳水化合物的東西嗎？」答案是肯定的。我知道醫界一再告訴糖尿病人要限制米飯、義大利麵和其他澱粉類食物，但請記住，把這些食物當主食的國家裡，糖尿病和病態肥胖卻很少見。這份計畫的確有碳水化合物的規矩，但那些規矩是針對食物的類型而非分量。我們的研究發現，飲食中富含「健康碳水化合物」的人，病情會「減輕」而非加劇。

雞肉和魚肉也不能吃？

你可能會問：「我可以了解不要吃牛肉，但是為什麼連雞和魚都

不能吃呢？」因為這些食物的營養結構可能會讓你大吃一驚，它們的脂肪和膽固醇含量都非常高，而且欠缺所需要的纖維和健康的碳水化合物。

雞油，當然就是來自雞！即使你把皮剝掉只吃白肉，仍有23%的熱量是來自脂肪，而且大部分雞脂肪是屬於劣質脂肪，也就是飽和脂肪，那會使膽固醇升高並使胰島素阻抗更嚴重。

魚的種類有很多，有些魚種的脂肪含量比雞肉還少一點，有些則脂肪含量相當高，例如鮭魚。但是所有魚類都含有脂肪，而且其中大部分的脂肪（約15%到30%）是屬於飽和脂肪。所有的魚也都含有膽固醇，有些種類，像蝦子以及龍蝦，每28公克膽固醇的含量甚至比牛排還高。

準備好做改變

在我們最新的研究實驗之中，半數的參與者被指派到低脂純素飲食組，另外一半則遵照美國糖尿病協會的飲食指南，因為我們希望測試方式保持中立，所以過程都是由電腦隨機指派，參與者和研究員都不曉得誰會被分配到哪一種飲食。

儘管如此，我很好奇參與者對這兩種飲食法的感想。所以我問他們：「如果可以自己決定的話，你們會選擇哪一種飲食法？」我當時預測他們會偏好美國糖尿病協會的規定，畢竟大部分的糖尿病患者比較熟悉這種飲食法，而且他們也許不大敢放棄肉類和乳製品。

訪問結果竟和我預期相反。喜好純素飲食者和偏好另一種的人數比是2：1，據了解是因為大部分參與者都曾經試過美國糖尿病協會的方法，可是覺得那套方式不但單調無趣又沒有多少效果。他們當中許多人都聽過純素飲食的優點，有些人則是有親戚嘗試過純素飲食，所以他們現在也想親身體驗看看。

當然，這兩組的參與者還是都欣然接納了他們所被指派的飲食。如本書之前所述，有些參與者採用美國糖尿病協會的指南後病情得到改善，但有些人成效不彰。然而，所有低脂純素飲食組的參與者病況都有顯著的好轉。

當然，有人就是「因為」魚有脂肪才去吃的——因為魚的部分脂肪是屬於omega-3。

omega-3之所以受到推崇，是因為它可以減低身體發炎反應，並阻止造成心臟病的血栓形成。然而，愈來愈多證據指出，omega-3並非萬靈丹。刊載於《英國醫學期刊》的一篇文章中，英國研究人員合併之前所有針對omega-3和健康的相關研究，據此做進一步的調查。

動物性食品和植物性食品大不同					
動物性食品*			植物性食品		
	脂肪占熱量來源百分比	膽固醇（毫克）		脂肪占熱量來源百分比	膽固醇（毫克）
牛肉底圓瘦肉	37	86	海軍豆	4	0
去皮雞白肉	23	85	綠花椰菜	11	0
豬里肌肉	41	81	扁豆	3	0
亞特蘭大鮭魚	40	71	蘋果	3	0
虹鱒魚	35	69	柳橙	4	0
白鮪魚	21	42	糙米	7	0

*肉的分量為100克。

資料來源：美國農業部農業研究服務部營養數據實驗室，http://www.nal.usda.gov/fnic/foodcomp/search/index.html，檢索日：2006/4/7。

分析89項以往的研究後，研究人員發現，不管是從魚或是魚油補充品中攝取omega-3，都對防止心血管疾病、癌症和其他健康問題沒有明顯的幫助。

那些omega-3的優點會不會又是另一則虛構的魚故事呢？我們要記住，所有的魚油都是由不同種類的脂肪所構成的，老實說，所有的油脂皆是如此。

魚油的確含有omega-3，但是它也含有很多飽和脂肪。如前所述，魚油約15%到30%是屬於飽和脂肪，這雖然比牛肉（約50%）和雞（約30%）來得少，但還是比你實際需要的多出很多。你的飲食根本不需要有特定的飽和脂肪量。

最後，如果想減重，你一定要知道好脂肪和壞脂肪的卡路里一樣高。也就是說，每一滴omega-3都和其他油脂一樣容易致肥。

在許多研究中，含有雞和魚的飲食療效一直令人大失所望。在測試飲食對減少低密度脂蛋白的影響時，研究人員發現，含有適量雞和魚的飲食只比在毫無限制的狀況下減少5%的低密度脂蛋白，而低密度脂蛋白會增加心臟病的風險。

完全戒絕動物性產品的飲食卻是有效得多——我們的研究正是使用此飲食法，結果低密度脂蛋白減低了超過20%，療效比雞魚組整整高出4倍。

你之後會發現，我推薦的飲食不但沒有動物脂肪，而且也不含動物性「蛋白質」。這點很重要，因為動物性蛋白質會損害腎臟，而保護腎臟正是我們的關鍵目標。植物性蛋白質才是王道！

假如沒有雞和乳酪的飲食聽起來很不容易做到，那麼請聽聽參與者的故事，你就會重燃希望了：他們覺得改變的過程很順利，在幾週內，他們不但有辦法掌控菜單，還重拾了健康。他們發現，多餘的體重已經慢慢消失，血糖漸漸得到控制，血膽固醇也正往下掉。很快地，許多人開始減少藥量，甚至停藥。

真的很簡單，南西和范斯都做到了

你在序言所見到的南西和范斯，他們是如何成功達到這些飲食改變的呢？

對南西來說，她很樂於接受這項改變，她早就受不了美國糖尿病協會那份無效的指南，因此覺得素食餐飲會是一個不錯的策略。她還想要減重，因為常苦於無精打采的生活，所以希望這項飲食法會是問題的解答。

南西生長在明尼蘇達州。雖然她媽媽並不是什麼專業大廚，但是這個來自北歐的家庭很喜愛吃美食。南西的媽媽和姐姐都曾經和體重奮戰過。

南西和許多自願參與這項研究的人一樣，這幾年來已經做了健康的飲食改變，她不再吃牛肉，改吃很多蔬菜，而且丟掉油膩的沙拉醬汁。可想而知，這飲食轉變難不了她。

她早餐吃的是用脫脂香草豆奶做的燕麥粥，上面灑著肉桂粉；10點鐘的時候，她會吃個點心，像是蘋果、香蕉、蔓越莓、藍莓、葡萄或柳橙。

到了午餐時間，她會享用一碗豐盛的純素湯品，例如義式時蔬豆子湯、蔬菜湯、甘薯湯或墨西哥式辣味煮豆，再加上一盤沙拉，裡面有菠菜、番茄、紅黃橘色甜椒、大紅豆、鷹嘴豆（台灣又稱雪蓮子）和其他材料。下午的點心常常是水果、黑麥餅乾、烤玉米片加番茄莎莎醬，或中東式口袋餅沾鷹嘴豆泥。

在工作一整天之後，南西不會有心情準備一道超級美食，所以她的晚餐既快速又簡單：素漢堡加微波冷凍蔬菜，有時候只吃一碗麥麩粥，最後吃個水果宵夜就圓滿結束這一天。

南西這組受試員還參加我們所設計的超市導覽，我們示範烹飪方法來引導他們運用陌生的健康食材。南西偏好一切從簡，所以她會煮一大鍋夠吃一個禮拜的湯。她說：「我不是什麼廚師，但我覺得堅持本計畫很簡單。」

范斯早餐也是燕麥粥，有時候是原味，有時加蘋果和肉桂粉，他也會吃土司加新鮮水果。午餐和晚餐則是義大利麵或豆泥捲餅加上新鮮蔬菜和水果。有時候他想吃沙拉，裡面會加豆子、紅橙或其他點綴食材。

他說：「我得學會看懂標籤，因為我們很容易就低估了罐裝食品裡面的脂肪和糖分。標籤上如果寫著6克脂肪，你可能以為那代表整罐有6克，但其實是一個分量有6克。」

對范斯來說，純素飲食才是上上之策。他解釋道：「我沒辦法忍

受只吃一小片雞肉或是牛肉，我必須完全戒除這些食物。對我來說，改採這個飲食法倒比較像轉變另一種生活型態。」

乳製品的健康替代品

你也許會很驚訝，脂肪的最大來源有些竟然潛藏在乳品區。以前大家很少質疑牛奶、乳酪和冰淇淋的健康助益，但是現在情形已經改觀。如今大家都知道，這些食物不只害我們吃進脂肪、膽固醇和動物性蛋白質，即使是脫脂的種類，也害我們攝取極大量的乳糖。

底下是乳製品的真面目，之後我會告訴你一個好消息：要找到替代品很簡單。

‧乳脂肪

你一定不敢相信，牛奶的熱量有49%是來自脂肪。和一般食物的脂肪含量比起來，這比例算是很高的。你可能以為所謂的2%牛奶，脂肪含量低很多。事實並非如此，2%這數字指的是脂肪占牛奶總「重量」2%，這數字會騙人，因為牛奶的水含量會扭曲2%這個數字。當你喝下一杯牛奶，裡面水分會被身體吸收——所以對身體健康真正造成影響的是你吃進了多少脂肪。營養學家通常注意的是脂肪占「總熱量來源的百分比」，因這數字不會被水含量多寡影響。以這標準看來，所謂2%牛奶，其實脂肪含量占總熱量的35%。然而牛奶裡面的脂肪「類型」特別令人擔心，它大都是飽和脂肪，即會造成胰島素阻抗和血膽固醇升高的脂肪。

有一天，華特在我們的研究會議上宣布：他已經找到完美的午餐。他家附近的超市販售一系列特巴屈尼克（Tabatchnick）公司所出的湯品，而且剛好有許多低脂純素的種類，像黑豆湯、扁豆湯和墨西哥式辣味燉湯等等。這些湯的成分簡單而且天然，每一分量只有200卡，脂肪只有1或2克；有些還有一般和低鈉兩種口味。因為都是冷凍包裝，所以幾乎沒有保存期限，而且微波幾分鐘就可享用。

其他不錯的品牌還包括麥道格醫師牌（Dr. McDougall's）、康谷牌（Health Valley）和艾咪牌（Amy's），這些產品讓喝湯變得簡單、快速又健康。

一般優格、冰淇淋和酸奶油製品的脂肪成分也很高，乳酪脂肪含量更是驚人——大部分廠牌乳酪的脂肪約占總熱量70%。

・乳糖

脫脂乳製品雖然已經除去脂肪，但裡面還是有嚇人的東西。去除脂肪後，牛奶裡最大的養分其實主要是糖，也就是乳糖，那是牛奶特有的糖分。

乳糖分子是由兩種更小的糖組成的：葡萄糖和半乳糖，而**脫脂牛奶的熱量有大約55%是來自乳糖**。有些人會避免蘇打飲料和其他甜飲，因為它們含糖量過高，這樣做的確沒錯，但牛奶製品亦是糖分的主要來源，這點其實也要特別注意。

大家都曉得，乳糖會讓許多人的腸胃感到不舒服。原本嬰兒體內有消化乳糖的酵素，隨著此酵素慢慢消失，一般人就會產生乳糖不耐症。當酵素全部消失，乳糖經過腸道時就不會被消化，到了小腸下半段，細菌使得乳糖開始發酵，結果導致排氣、絞痛或腹瀉。以前大家把乳糖不耐症視為一種不正常的現象，但現在大家知道這是正常生理反應，症狀通常是慢慢產生的，有時出現在稚齡期——這些症狀只是代表你已經成功斷奶。

・乳製品的蛋白質

正如第3章所述，現在大家正嚴密地檢視這種蛋白質，因為它有可能造成第一型糖尿病。其實它還有可能造成其他健康問題——動物性蛋白質會加速糖尿病人腎臟的衰退。植物性蛋白質，例如豆類、穀類、蔬菜和大豆製品的蛋白質則不會有此問題。

偏頭痛患者常會覺得，如果他們避免某些食物，症狀通常會有所改善，而牛奶和其他食物經常在嫌疑食物榜上有名；類風濕關節炎患者也有類似情形。至少就這些疾病來說，問題好像不是出在脂肪或乳糖，乳製品的蛋白質似乎才是元凶。

營養指南

下面是本章原則的摘要。你必須確實遵守，即使有一點偏差也會影響成效。

整體原則

選擇低升糖指數（低GI）、植物性食物、避免動物性產品並把植物油用量減到最低。

集中攝取新的4大類食物群
全穀類：全麥義大利麵、糙米、麥麩片、燕麥片、德式裸麥麵包或黑麥麵包、北非小米、小麥片、小米、大麥等等。建議攝取分量：一天8份。一份等於½杯煮熟的穀類（燕麥粥或義大利麵）、28克乾燥麥片或1片麵包。
豆類：豆子（黑豆、花豆、大紅豆、鷹嘴豆、烤豆、大豆）、豌豆、裂莢豌豆、扁豆、脫脂大豆產品（脫脂原味豆奶、脫脂素漢堡、組織植物蛋白、脫脂豆腐）等等。建議攝取分量：一天3份。一份等於½杯煮熟的豆子、113克豆腐或227克豆奶。
蔬菜類：甘薯、綠花椰菜、白花椰菜、菠菜、羽衣甘藍、綠葉甘藍、南瓜、四季豆、白菜、朝鮮薊等等。選擇低升糖指數的蔬菜。建議攝取分量：一天4份以上。一份等於1杯生的蔬菜或½杯煮熟的蔬菜。
水果類：蘋果、香蕉、葡萄、西洋梨、水蜜桃、柳橙、奇異果和莓類等等。選擇低升糖指數的水果。建議攝取分量：一天3份以上。一份等於1片生水果、½杯切片的水果，或½杯煮熟的水果或果汁。

其他容許的食物

· 脫脂沙拉醬汁和其他脫脂調味料。
· 咖啡（若有需要奶精，請加脫脂非乳製品的種類）。
· 酒精飲料，偶一為之。
· 節制糖、堅果、種子類、黑巧克力（無牛奶成分）、全脂大豆製品，例如豆腐、天貝、大豆起司等等。

禁忌食物

· 肉類、雞肉、魚肉、雞蛋（蛋白和蛋黃）和所有的乳製品（全脂或脫脂），包括牛奶、優酪乳、乳酪、冰淇淋、鮮奶油、酸奶和奶油等等。
· 添加的油脂，像是乳瑪琳（人造奶油）、沙拉醬汁、美奶滋和炒菜用油等等。
· 油炸物，像是洋芋片、薯條、洋蔥圈和甜甜圈等等。
· 酪梨、橄欖和花生醬。
· 精製食物和（或）高升糖指數的食物，像白麵包和白馬鈴薯。

每日綜合維他命

服用每日綜合維他命來攝取維生素B12（除非你有吃強化維生素B12的產品，像強化早餐麥片或強化豆奶）和維生素D（若是你很少有機會接觸陽光，就需要額外補充）。

乳製品也和其他健康問題相關，從粉刺到攝護腺癌、卵巢癌，都有可能是乳製品造成的──正是因為有致癌嫌疑，乳製品才開始受到醫界關注。有兩項大型的哈佛大學研究和其他國家的許多調查結果都顯示，有喝牛奶習慣的男性和避免牛奶的男性比較起來，得攝護腺癌的機率明顯增高，原因似乎是牛奶所帶來的荷爾蒙變化。就卵巢癌來說，研究結果則不一致，有些調查顯示喝牛奶的人風險升高，有些則顯示喝或不喝都沒有特別影響。

　　牛奶的賣點在於它提供鈣質，然而，我們有比牛奶更好的鈣質來源，想維持骨質也有比喝牛奶更有效的方法。

‧做更好的選擇

　　避免乳製品的人可以找到許多很棒的替代品。健康食品店和一般超市都有賣豆奶、米漿和杏仁奶等等飲料。這些飲料種類有的是完全未添加其他成分，有些強化鈣質，有些則是低脂。口感上有分香草、巧克力和草莓等各種風味，你最好選擇脂肪和糖分最少的品牌。現在強化鈣質的果汁也出現在市面上，當然，這些飲品和果汁並不是非喝不可，因為其實在斷奶後，我們生理上唯一需要的飲料是水。不是蘇打飲料，不是果汁，不是牛奶，只要純水就夠了。

　　市面上有很多以豆奶或米漿製成的冰淇淋替代品，雖然不是以牛乳製成，仍然十分可口。然而，它們之所以美味，大部分是因為添加了糖分，你的味蕾很容易受到這些美食所誘惑，但其實還是一碗草莓對你的身體比較好。

雞蛋的替代品

　　雞蛋只有兩個問題：蛋黃和蛋白。蛋黃是膽固醇藏匿的地方，一顆蛋黃就有213毫克的膽固醇，比一塊225克的牛排還多！

　　蛋黃也是脂肪所在地，一顆大約有5克脂肪；蛋白也有它的問題，

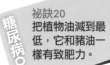

因為它基本上是純動物性蛋白質。你現在已經知道，動物性蛋白質對腎臟有害，還是吃植物性蛋白質比較安全。

　　一顆小小的蛋裡，真的會有那麼多脂肪、膽固醇和動物性蛋白質嗎？沒錯。請記住蛋會孵出小雞，小雞的身體是由蛋被孵下時裡面的成分所組成。蛋像所有的動物性食品一樣，完全不含纖維和複合碳水化合物。現在，不管你是迷上炒蛋還是含蛋的烘培點心，試試下面這些替代法：

- 假如食譜要求1至2顆蛋，多加入幾湯匙水就有蛋的濕潤效果。
- 在健康食品店可以買到蛋的粉末替代品。
- 烘培點心的時候，1滿匙的大豆粉或玉米粉加上2湯匙的水可以代替一顆蛋。
- 試試用和蛋一樣大小的豆腐泥來代替一顆蛋。
- 在做瑪芬蛋糕和餅乾時，可以用半根香蕉泥來代替一顆蛋，但會有特殊的香蕉風味。
- 要做烤素肉糕或素漢堡餡時，可以用下面的材料當黏著劑：番茄糊、馬鈴薯泥、沾水的麵包屑或燕麥片。

　　如今大家很流行拿炒豆腐泥代替炒蛋當早餐，你看了後面的菜單和食譜就會知道原因了。豆腐的質地很像蛋白，而且不論和什麼一起煮都很容易入味。小心市面上標榜著零膽固醇的雞蛋替代品，很多其實只是蛋白加上一堆添加物罷了。

原則2　將植物油用量減到最低

　　油好像無所不在。炒菜專用油、沙拉專用油，還有專用在烘培和

點心的植物油。植物油比動物性脂肪享有較好的名聲，因為它的飽和脂肪的確比較少，而飽和脂肪會使膽固醇增加。不過，我們還是需要把所有油脂都減到最低。原因如下：

第一，你現在已經知道，所有脂肪和油脂都含有極高的熱量。每克脂肪大約含有9卡路里，比碳水化合物或蛋白質的熱量（1克4卡）高出2倍以上。因此，就卡路里多寡來看，植物油和豬油一樣，有相等的致肥力——所有的脂肪和油脂都一樣容易致肥。

第二，如果你的目標是盡可能回復到以往的胰島素感受性，那不能單靠去除動物性脂肪，你還必須避免所有添加的植物油。假如你把細胞鎖裡面的動物脂肪去除後，卻又用植物油把鎖堵塞住，那就白做工了。下面是一些植物油的來源：

• 油炸食品。薯條、洋芋片、洋蔥圈和其他油炸小吃，基本上就是一塊塊的吸脂海綿，把油脂從炸鍋裡帶進你的脂肪儲存庫。
• 油脂添加物。一般的沙拉沾醬和人造奶油都有很多脂肪。
• 食品原料用油。許多包裝食品和醬汁都有很多油。
• 炒菜用油。很多食譜第一步就是要用油炒洋蔥、大蒜或其他材料。有些餐廳無論哪一道菜都一定要加進大量的油。

有一些簡單的方法可以避免這些油脂：

• 遠離油炸零食，像洋芋片和薯條。
• 在沙拉上面淋上脫脂沾醬、檸檬汁或義大利陳年葡萄醋。
• 使用不沾鍋。
• 炒菜不用傳統式的油炒法，改用水炒法，也就是用水或其他液體來炒菜（請參考附錄I）。

- 清蒸蔬菜。
- 炒菜放油時，不要直接用罐子把油倒出來，請考慮改
  用油脂噴霧器來噴灑微量的油脂。
- 喝咖啡加奶精時，改用非乳製品的脫脂奶精替代品。
- 看清楚包裝上的標籤。選擇的產品要符合以下原則：在產品的每一
  分量裡，脂肪不要超過2到3克，或脂肪占產品熱量來源的百分比低
  於10%。

　　講到避免油膩食品，有些人可能會急著幫橄欖油辯解。橄欖油似
乎很天然，甚至還帶點時尚感。但是請想一想：工廠是如何將油瓶填
滿的？他們摘下無數的橄欖，丟掉纖維和果泥，然後把剩下的純油脂
送給你。

　　以每公克計算，**橄欖油的熱量和牛油、雞油及其他任何油脂都
一樣多：每公克9卡**。沒有其他食物的卡路里密度比它高。

　　雖然橄欖油大部分是屬於單一不飽和脂肪酸，這種脂肪酸幾乎
沒有膽固醇，也不會使血膽固醇升高，但是橄欖油還是含有飽和脂肪
（約13%），那會使膽固醇升高並使胰島素阻抗變得更嚴重。不管你
買的橄欖油是多麼昂貴，也不管它是否標榜著「特級初榨」，它的熱
量和飽和脂肪仍然超過身體機制所能處理的範圍，因此橄欖油並無法
維持身體的最佳機能。

　　當然，蔬菜、水果、豆類和穀類裡也有微量的天然植物油，但是
那些就毋須擔憂了，你的身體還是需要一丁點脂肪，而植物能自然提
供。然而當油脂是高濃縮時，那就大事不妙了，例如油炸食物、油膩
醬料和所有要額外添加油脂的料理，都對身體有害。

　　此外，一些植物性食品像是堅果、種子、油橄欖、酪梨和一些大
豆製品，天然油脂含量很高，最好也是少碰為佳。

優質脂肪也要減量嗎？

你的身體真正需要的脂肪有兩種：α—亞麻酸和亞麻油酸。這些名詞不重要，也不會出現在產品成分表裡。真正要注意的是，你的身體只需要微量的α—亞麻酸和亞麻油酸，身體對這些必須脂肪的需要量，不超過每日攝取熱量的2%到3%。

要從何取得這兩種脂肪呢？一般豆類、蔬菜和水果的脂肪含量雖然微乎其微，但是它們的微量油脂卻是優質脂肪，即α—亞麻酸。α—亞麻酸是omega-3的一種，身體必須利用它當基礎，才能產生其他優質脂肪。堅果、種子和一些大豆製品的α—亞麻酸含量較高，而許多植物性食物亦含有亞麻油酸。

有些人會為了治療關節炎而特意增加omega-3的攝取量，假如你也這樣做，請務必小心。所有的脂肪，不管優質或是劣質，其實都一樣致肥，而且有些含有身體不需要的成分——魚油就是一例，它雖然有omega-3，但同時含有飽和脂肪。本章最後，我將介紹比較健康的omega-3來源。

要想得到正確的脂肪種類和適當的油脂分量，最好的方法是避開動物性產品、油炸食品和油膩產品，轉而從蔬菜、水果、豆類和穀類裡攝取營養。

我們真的有必要戒絕動物性食品和油脂添加物嗎？是的，這實在太重要了！

典型的北美和歐洲飲食，一天可能就提供了80到100克脂肪，甚至更多。如果改吃適量的雞肉和魚，並限制油脂添加物，可以減至約60克，但若能做到排除動物性食品和避免油脂添加物，卻可以將每日總脂肪攝取量降至20克。在改變飲食的過程中，你每日攝取的總膽固醇量，會從大幅超出200毫克掉到0。沒錯！真的是0！你身體的每一個細胞都會感謝你。

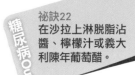

原則3 選用不會使血糖快速上升的食物

你會發現這條原則相當管用。升糖指數（GI）這個好用的工具是多倫多大學的醫師兼研究員大衛·詹肯斯（David Jenkins）所發明的，這個數據是用來衡量食物釋放葡萄糖至血液裡的速度。

高升糖指數的食物會快速釋放糖分到血液中，白麵包即為一例。如果將麵包裡面的碳水化合物分子用顯微鏡高倍放大，它看起來會像是成串的珠子；每顆珠子都是糖（葡萄糖）分子，這些分子在消化道裡散布進入血液中。

白麵包的糖分子解體過程進行得相當快速，珠子散落得很快，於是單一葡萄糖分子會迅速地衝進血液裡面。假如你吃完麵包後就測量血糖，馬上就會看到數值升高。白麵包的升糖指數很高，也就是說，它會對你的血糖值造成很大的影響；相比之下，德式裸麥麵包的升糖指數較低，它的珠鏈分解速度較慢，一顆一顆慢慢進入血液，它對你的血糖值造成的影響要小得多。

Dr.柏納德小提醒 **如何測量食物的升糖指數？**

衡量食物的升糖指數方法如下：10個健康者在禁食一晚後，分別吃下50公克的碳水化合物。接下來的2小時，每15到30分鐘測量一次血糖，之後再將此結果和喝下等量的葡萄糖（有時是吃白麵包）後的血糖數值對比。100以下的升糖指數代表它使血糖上升的能力比葡萄糖低；100以上的升糖指數代表它使血糖上升的能力比葡萄糖高。

簡而言之，高升糖指數的食物會對你的血糖值造成很大的影響，而低升糖指數的食物對你的血糖值影響比較小。

在此我特別要說明一點：當研究人員在測試個別食物的升糖指數

時，他們測試的自願參與者並非糖尿病患，所以同樣升糖指數的食物可能會對你的血糖產生較大影響。然而，升糖指數表的意義是讓我們藉以衡量食物，在相互比較下，我們才能選出最佳的食物。

　　稍後你會看到一張表格，上面列有常見食物的升糖指數。下面讓我先簡要說明幾項大原則，讓你可以不用看表也大概猜得出來它的升糖指數。

快速檢驗升糖指數法

• 豆類和同類食物都是低升糖指數。
• 綠葉蔬菜也都可視為低升糖指數（雖然它們其實因為碳水化合物含量太少，所以一般並未正式估計其升糖指數）。
• 幾乎所有水果都是低升糖指數。水果的確很甜，但是大部分的種類不會使你的血糖急遽上升，兩個例外是**西瓜和鳳梨**，這兩者的升糖指數比其他水果來得高。
• 義大利麵條是低升糖指數食物，這雖然有點令人感到意外，可是證據確鑿。
• 大麥、中東式小麥片和快煮米都是低升糖指數。
• 德式裸麥麵包和黑麥麵包的升糖指數較低，但若是以小麥製成的麵包，例如貝果、白麵包，甚至全麥麵包的升糖指數都較高。
• 番薯和甘薯的升糖指數和馬鈴薯比起來要低一些。
• 早餐麥片中，燕麥粥和麥麩粥的升糖指數較低；大部分即食冷麥片的升糖指數則通常較高。

　　假如你有第二型糖尿病，任何含有碳水化合物的食物都會使血糖升高到某一程度。然而，飯後血糖上升是很正常的現象，而且若是你的細胞抗拒胰島素的作用，那麼葡萄糖就要花更多時間才進得

了細胞，但這不代表你必須避免一切含有碳水化合物的
食物。正確的因應之道是設法降低胰島素阻抗，也就是
運用本章所述的3大原則來增強胰島素感受性。在所有碳水化合物當
中，最佳選擇為低升糖指數的種類。

　　我之所以要特別做此說明，是因為許多第二型糖尿病患都會刻意
避開碳水化合物，他們不敢吃米飯和義大利麵之類的食物，卻大啖雞
肉、魚肉或雞蛋，因為這些食物完全不含碳水化合物，長期這樣做下
來，他們卻發現血糖值並未獲得改善，愈來愈糟之外，反而還需吃更
多藥。如果你想想細胞內部累積的脂肪，就不難了解為什麼病情會每
況愈下，因為這就好像細胞門鎖被更多口香糖卡住了——今日吃下油
膩的一餐，會帶來明日的胰島素阻抗。

　　你可能會很驚訝，義大利麵竟然是低升糖指數食物，建議你最
好將麵條煮到軟硬適中，類似會彈牙般的嚼勁，那就是調理麵條的最
佳方法，千萬不要煮過頭了。**雖然義大利麵和麵包一樣是小麥做成
的，你可能以為它會和麵包一樣使血糖暴增，但事實並非如此。**

　　義大利麵這樣的特例，其實讓我們更加了解為什麼有些食物升糖
指數高，有些食物升糖指數低。

　　假設我們正在揉麵團，通常會加進酵母來發麵，酵母會使麵糰產
生許多氣孔，所以麵包才不會硬梆梆地像顆鵝卵石。現在你吃下烤好
的麵包，胃酸和消化酵素進入這些氣孔，迅速地將麵粉分子分解成獨
立的糖分子，這些糖分子於是快速地從消化道進入血液。即使是含有
纖維碎粒的全麥麵包，它還是會成為消化酵素的囊中物，因為消化酵
素可以大搖大擺地走進氣孔，然後分解麵包裡面的澱粉。

　　義大利麵則不一樣，它不是酵母的傑作，因此沒有氣孔。假如將
麵包比喻為一堆散落的小樹枝，火一點就立刻全部燒起來；義大利麵
條就像是捆綁在一起的圓木頭，排列得相當緊湊，著火速度較慢，即

使你完整咀嚼它，消化的速度還是不可能和麵包一樣快，這就是為什麼它的升糖指數比較低的原因。

　　我們從這例子得到一個啟示：即使你還未把食物放進嘴巴，**在食品的加工過程中，不論是把穀類磨成麵粉，或是用酵母發麵，都等於提早進行了食物消化的過程。**保持原狀的穀類分解速度較慢，因此會以緩慢的速度釋放葡萄糖到血液中，但過度加工的食品，分解速度卻很快。所以傳統的燕麥粥升糖指數比較低，因為是用完整燕麥煮成的，而快煮燕麥片卻已經將麥穀切成碎粒，因此不但烹調快速，而且容易消化，這也就使得升糖指數變高。

常見食物的升糖指數			
穀類和穀類產品	升糖指數	水果	升糖指數
全麩質麥片	38	蘋果	44
珍珠麥	25	杏桃	57
德式裸麥麵包	55	香蕉	51
黑麥麵包	63	香瓜	65
精製白麵包	70	葡萄	43
全麥麵包	70	柳橙	48
玉米	60	水蜜桃	28
即食燕麥片	65	西洋梨	33
傳統燕麥片	62	鳳梨	66
南美小米	53	葡萄乾	64
糙米	50	草莓	40
快煮米	48	西瓜	72
精白米	72		
義大利麵（圓管麵）	48		

豆類	升糖指數	蔬菜	升糖指數
黑豆	30	紅蘿蔔	41
大紅豆	29	馬鈴薯（細皮幼種）	70
海軍豆，白豆	39	烤過的露莎粗皮馬鈴薯	94
花豆，斑豆	39	甘薯	48
鷹嘴豆	36	番薯	51
扁豆（紅扁豆）	31		
豌豆	22		

注意：數值如果在55以下屬於低升糖指數，56到69屬於中升糖指數，70以上則是屬於高升糖
指數的食物。

*註：這些數值只是一個大概，很多食物的測試地點在不同的國家，測試方法也各不相同。表
列的數值是一般的測試結果，而非絕對正確的數字。
升糖指數只針對含糖或澱粉的食物來估計。某些食物像是綠花椰菜、白花椰菜和許多莓
類的纖維量很高，澱粉量卻很低，所以無法估計其升糖指數。同樣道理，酪梨油脂含量
很高，但澱粉量很低，因此它也沒有升糖指數。

資料來源：http://www.glycemicindex.com，檢索日：2006/4/8。

假如你想查詢個別食物的升糖指數，可以參考澳洲雪梨大學架設的網頁，網址為www.glycemicindex.com，只要打進食物名稱，就會出現所有測試的結果。

你可能會問：「真的有此必要嗎？吃燕麥粥時，傳統或快煮式真的有差別嗎？我如果常吃豆子、綠葉蔬菜或大麥湯這些食物，對健康會有幫助嗎？」答案出現在雪梨大學博士珍妮・布蘭德・米勒（Jennie Brand-Miller）所做的研究裡。她的分析是綜合14項升糖指數的研究，總共包含356位參與者。結果發現，選擇低升糖指數的食物可以降低0.3%到0.4%的糖化血色素，有些研究甚至顯示可以降低0.6%。分析指出，第一型糖尿病和第二型糖尿病的改善幅度類似。

原本前兩項飲食改變已帶來驚人效果，如今再選擇低升糖指數的食物，更是讓你如虎添翼。

如第2章所述，若是將本書所有的飲食改變加在一起，也就是同時避免動物性食品、將油脂量減到最低，並吃低升糖指數的食物，以我們的研究看來，這樣做平均可以降低1.2%的糖化血色素。這個平均值包括了原本糖化血色素值就不高的人，他們的數字降低幅度有限，也包括原本糖化血色素高達9%或10%的人，他們的糖化血色素降低了好幾點，這效果比任何藥劑作用都來得強大。對某些人來說，要想降低糖化血色素，只要做到這3點就行了。

驚人的效果

現在我們已經介紹完最基本的原則，也就是下面這3大重點：避免動物性食品、將油脂量減到最低和選擇低升糖指數的食物，這3項會協力幫助你掌控健康。

這是3條相輔相成的原則，缺一不可。比方說，雷根糖雖然純素又低脂，但因為它基本上是固態糖果，因此升糖指數很高，還是會使血糖急遽升高。

相同道理，一塊含有許多奶油的蛋糕可能升糖指數很低，因為奶油不含碳水化合物，甚至還有可能降低葡萄糖的消化速度，可是蛋糕並非純素，油脂量也不低，所以還是會造成胰島素阻抗，因此最好不碰為妙。**即使某食物升糖指數很低，若是不符合前兩項標準，我們仍不建議食用。**

合併此3項原則，會帶來強大的效果。就像南西的糖化血色素在實驗一開始的時候是8.3%，當她一開始進行這份健康的飲食改變之後，糖化血色素立刻驟降到7%以下，即使後來降低藥量，糖化血色素的數值還是保持低於7%。對范斯來說，一開始糖化血色素值為

9.5%，隨著實驗時間一週一週過去，糖化血色素也一點一滴下降，到了實驗結束的時候，他的糖化血色素值變為5.3%，相當健康。

在我們計畫早餐、午餐和晚餐之前，讓我告訴你這3項原則會給身體帶來什麼樣的轉變。我們若在車裡加進專用的汽油，車子的性能就會顯得特別優異；同樣道理，我們若是供給身體需要的食物，身體的機能也會好很多。

・胰島素感受性增加了

你現在已經知道，證據顯示，飲食改變確實可以快速增加或減少細胞內的脂肪量。當脂肪量愈來愈少，細胞對胰島素的感受性也愈來愈強，血糖也隨之下降。假如之前你的胰島素阻抗持續惡化，藥量一直升高，這情勢是可以逆轉的。

我們沒多久就看得到效果！事實上，病情逆轉的速度有可能太快，如果你有用胰島素，或是使用增加胰島素分泌的藥劑，像是成分名為格力匹來glipizide、glimepiride、格力本glyburide、nateglinide及repaglinide者，含有這些成分的藥品名稱分別為Glucotrol（成分：格力匹來），Micronase、Glynase、DiaBeta（成分：格力本），瑪爾胰Amaryl（成分：glimepiride），庫魯泛斯Glucovance（成分：二甲二脈和格力本的綜合藥），梵帝美Avandamet（成分：二甲二脈和rosiglitazone的綜合藥），使糖立釋Starlix（成分：nateglinide）以及Prandin（成分：repaglinide），我必須提醒你，要和醫生保持密切的聯繫，因為當細胞恢復胰島素感受性，你就會愈來愈像個恢復健康的人，在搞不清楚狀況之下，你可能還持續服用多餘的藥劑。

健康的飲食和藥劑有時候雖然會將血糖降至健康值，但若是降過頭的話，就會發生低血糖症。醫師會降低你的藥劑，甚至視情況完全停藥。

現在請勿自己隨便把藥扔掉，改善過程是漸進式的，醫師會引導你來面對改變。你也不必因為恢復健康而感到恐慌，你會很高興胰島素感受性正日漸增強。當醫師說要減藥甚至停藥時，就好像時光倒流，似乎不曾得過病一樣。

第7章將詳述如何避免和治療突然發生低血糖症，請在飲食改變前詳細閱讀。

·體重管理變簡單了

如果你一直希望能夠減肥，那麼體重下降的過程現在才正要開始。平均來說，本飲食法大約1週可以減去0.45公斤，時間愈久，效果也愈卓著。

你可能會問：「為什麼這個飲食法會有這樣的效果呢？」如果都不注意食物分量、熱量和澱粉量，體重為何能夠減輕？下面是3個主要原因。

第一，由於這些食物脂肪含量極少。所以，你已經擺脫了食物中最主要的多餘熱量來源。

第二，你吃進的蔬菜、水果、豆類和全穀類給飲食添加了一些有益健康的纖維。纖維可以讓你比較快就產生飽足感。平均來說，**14克纖維可以減少攝取10%的熱量**。對一個原本習慣攝取2,000卡路里的人來說，假如他多吃14克纖維，那只要吃1,800卡就夠了。

第三，這些食物使你飯後熱量燃燒率稍微增強。正常來說，因為身體必須耗費能量消化食物，進食後熱量燃燒率原本就會增強。但我們的研究顯示，低脂純素飲食法還會更進一步加快飯後熱量燃燒率，讓你的減重效果比別人更勝一籌。第6章會更詳加解釋這點，現在請先享受那不請自來的減肥效果吧！

甩掉多餘的體重當然很棒，更重要的是，胰島素感受性也因為體重的減少而變強了！飲食類型的改變原本就能夠增進胰島素感受性，

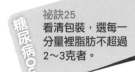

但是減重卻像是給細胞再加打了一劑強心針，讓我們對
胰島素變得更加敏感。

・控制膽固醇變簡單了

如果你一直有膽固醇過高的困擾，這項計畫比一般降膽固醇飲食
法都有效得多，其實這完全也不令人驚訝，你的飲食並非「低」膽固
醇，而是「零」膽固醇。

此飲食法完全不含動物性脂肪，這點很重要，因為動物性脂肪會
使身體加速製造膽固醇，現在動物性脂肪都不見了。你已經改吃有降
膽固醇效果的燕麥、大豆和其他神奇植物。這部分在第12章，我會做
更詳細的說明。

你的動脈也會開始鬆了一口氣。糖尿病最大的致命傷就在動脈，
因為這種疾病會導致心臟、眼睛、腎臟以及神經病變接踵而來，但
是，現在你正在攔截這個毀滅的過程，而降膽固醇就是非常重要的步
驟之一。你所採用的這套策略，其實正是用來「逆轉心臟疾病」的飲
食法。

再次提醒，請不要扔掉藥物和取消醫師的約診，醫師會衡量你的
心臟健康並追蹤你的進步狀況。

・逆轉糖尿病的症狀

加州一組研究人員在21位第二型糖尿病患身上測試低脂純素飲食
加上運動的效果，所有受試者當時都已經出現痛苦的神經病變症狀。
飲食改變後短短2週內，21位受試者中有17位的神經病變症狀完全消
失，其餘4位則有顯著的改善。

其他研究人員則發現，當糖尿病患改採健康飲食後，有時眼睛發
生的一些改變，像是外層滲出性視網膜病變，可以得到改善，甚至完
全康復。另外，健康飲食還能夠減少尿蛋白的流失，這點在13章會更
詳加說明。

4大步驟，計畫開始

在測試這項計畫時，有一點很受到我們的關注，那就是參與者的體驗感受。結論是：雖然為了達到最佳的身體狀況，你將菜單做了如此重大的改變，但這大概是你最容易持之以恆的飲食法。部分原因在於，這其實不是一個「飲食法」，而是用另一個角度看待食物。能這樣想是最好不過的，保持這樣的心態，你會更喜愛這項飲食計畫，而且，你再也不用挨餓，再也不用瞪著一丁點喜歡的食物流口水。

讓我告訴你執行改變的步驟，你暫時還不用做什麼改變，我只想教你一些步驟，幫助你開始進行本計畫。

步驟1 善用新的4大類食物群

首先，讓我介紹一份基礎的飲食計畫指南，這是我和同僚在1991年合力設計的，名稱為「新的4大類食物群」。美國農業部在1956年首先創造了所謂4大類食物群，聯邦政府隨之也設計了許多種不一樣的飲食金字塔。和「舊4大類食物群」或那些金字塔比起來，我們的新設計可說是一大進步。**這個新指南的概念很簡單：利用4個健康主食來建構你的飲食——全穀類、豆類、蔬菜和水果。**

這些食材擺上桌後，可能變身為以下這些餐點：豐盛的甘薯巧達湯、菠菜千層麵、西班牙燉飯配古巴式黑豆或扁豆加紅蘿蔔湯。這些食材有無限多的變化性，但先讓我們仔細瞧瞧這4個健康主食，我們可以善用這些食物，創造出最健康的餐點。

全穀類群

這一類包括糙米、燕麥、大麥、玉米和所有用全穀類製成的產

品：麵包、麥片和義大利麵等等。在以穀類為主食的國家裡，糖尿病例比北美和歐洲要少很多。這實在不足為奇，吃全穀類很容易有飽足感，但卻是低脂和零膽固醇。在選擇全穀類時，請記得考量升糖指數。

豆類群

這一類包括所有豆子、碗豆和扁豆，也涵蓋了所有數不盡的大豆衍生品，從素漢堡到素熱狗、豆腐、天貝、味噌和所有種類的即食素冷肉。豆類蛋白質含量高，吃起來又有滿足感，而且升糖指數又很低，它們富含鈣質、鐵質，能降膽固醇的可溶性纖維，甚至還有微量的「優質脂肪」——omega-3。不管你是喜歡鷹嘴豆沙拉，還是偏好墨西哥風辣味燉黑豆，或是愛上大豆做成的素漢堡或其他素肉，豆類都是一種方便好用的健康食材。

如果要說豆類缺乏什麼，我們只能說它欠缺良好的廣告公關，很少人注意到它對健康的益處。然而，營養學家知道，如果我們能把這個超級營養發電機擺在餐點裡最重要的地方，那我們的體重、血糖和膽固醇都會因此而降低。美國政府在1999年到2002年所做的「全國營養健檢調查」顯示，若和忽略這個健康食物族群的人比起來，每日飲食中包含豆類的人，體重平均少了近3公斤；青少年中也有出現此趨勢，和不吃豆子的同儕比起來，喜愛豆子的青少年體重平均少了3.2公斤以上，腰圍也幾乎少了2.54公分。

肯塔基大學的研究員根據之前的11項調查，所做的分析指出：常吃豆子的人的確比較瘦，他們血中的壞膽固醇值比較低，而好膽固醇值則比較高。

如果你之前沒有吃豆子的習慣，請放慢腳步，適量食用。一開始也許會有些排氣現象，但腸胃會慢慢適應。

葡萄柚汁影響藥效

如果你正在服用藥物，那你可能得避免吃葡萄柚，雖然這聽起來很不可思議。這種柑橘類水果會妨礙腸道酵素代謝某些藥物；一杯葡萄柚汁可以明顯增加血中某些降膽固醇的藥劑濃度，例如立普妥Lipitor（成分：atorvastatin）、素果Zocor（成分：辛維司汀simvastatin）和美乏脂Mevacor（成分：樂瓦司他汀lovastatin）等等。對於降血壓的藥物如脈優Norvasc（成分：安脈狄平amlodipine）、冠達悅Adalat及Procardia（成分：尼菲待平nifedipine）、心舒平Isoptin及Calan（成分：唯律脈必利verapamil），葡萄柚汁也有這樣的作用。另外葡萄柚汁也妨礙抗組織胺和一些精神性疾病用藥如煩寧Valium（成分：二氮平diazepam）。

葡萄柚汁的效果通常可以持續24小時以上，在極少數的情況下，有時候血液中的藥劑濃度會達到毒性的標準。葡萄柚影響的藥非常多，前述的一些藥品名只是其中一部分，而葡萄柚汁對每個人的影響也都不一樣。

如果你正在服用藥物，請和醫師請教葡萄柚汁可能對你造成什麼影響。研究人員目前正在測試其他柑橘類的水果汁，例如柳橙汁，會對血液中藥劑量會造成什麼程度的影響。

蔬菜群

蔬菜類每個成員都對健康很有幫助。綠色蔬菜像蘆筍、花椰菜、菠菜、羽衣甘藍和瑞士甜菜等等鐵質含量都很高，且除了菠菜以外，其他蔬菜都富含身體可吸收的鈣質。橘色的蔬菜含有很高的β—胡蘿蔔素，那是癌症剋星，你可以從紅蘿蔔、番薯和冬南瓜等等食物中攝取到，請盡量多吃些。

有些人吃飯時，會在盤中最不起眼的一角，象徵性地擺放一小撮過熟的蔬菜，這樣對待蔬菜就太可惜了。

晚餐最好吃2種、甚至3種不同的蔬菜。我最喜歡的蔬菜組合之一是花椰菜佐冬南瓜泥，有時候我用新鮮的食材慢燉，有時候用冷凍的更方便。這2種蔬菜不但顏色鮮豔對比，而且冬南瓜鮮甜的滋味和花椰菜扎實的咬勁更是絕妙的組合。你不用是美食廚師，即使再忙的人也有時間打開一包冷凍蔬菜，微波一下或清蒸一下煮來吃。

這些食物維生素和礦物質含量都很豐富，脂肪含量很低，而且和所有植物性食品一樣，完全不含膽固醇。

幾乎所有蔬菜的升糖指數都很低，對健康很好。馬鈴薯是一例外，所以請改吃番薯或甘薯。

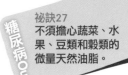
水果群

水果的維生素含量很豐富，而且當然是低脂且零膽固醇。很多糖尿病人以為，因為水果很甜，所以它們一定會使血糖快速上升。然而事實上，幾乎所有的水果升糖指數都不高，例如蘋果、香蕉、藍莓、櫻桃、小橘子、柳橙、桃子和西洋梨等等皆是。但注意，西瓜和鳳梨是例外。

你應該如何分配每一個食物族群的分量呢？第71頁的表提供了基本的方針，但你不用拘泥於那些規矩。假如你偏愛義大利料理，那麼盤中可以是許多蔬菜和麵條；如果你迷上亞洲料理，盤子裡可能就裝滿了全穀類；若是你鍾情於拉丁美洲料理，豆子飯可能就是你的選擇；假使你生長在典型的北美家庭裡，你大概會喜歡每一種食物群都吃一些。下一章，我將介紹一些新手上路的簡易美味料理。

可想而知，4大食物建議中不包括肉類、乳製品、雞蛋和油膩的炸物。你每天應該再補充一顆綜合維他命，綜合維他命裡面含有B12，我們需要它來維持健康的血液和神經——除了營養強化食品以外，一般植物性食品的B12含量太低。綜合維他命也能提供維生素D，雖然照在皮膚的陽光會提供天然的維生素D，但現在一般人很少有機會曬太陽。選擇綜合維他命時，除非醫師認為你有補充鐵的必要，我會建議不含鐵質的品牌。許多人身體裡面已經儲存了足夠的鐵，而且過量的鐵質對身體有害。

目前你已經了解到什麼是新的4大類食物群，也許你還不會料理這些食物，但至少已有基本知識，現在讓我們繼續下一個步驟。

步驟2 嘗試1、2道食譜

在你一頭鑽入一種新的飲食法之前，請先試做幾道食譜。你可以

翻翻下一章來找一些點子，或是瀏覽菜單和食譜示範部分，那些菜單變化性很多，讓你可以更快上手。如果你很少下廚或經常在外用餐，下一章會教你許多點菜的竅門。

你的目標在找出幾道你真正喜歡的健康早餐、午餐和晚餐。這些餐點不但需要符合本書的3大原則（無動物性食品、極少的植物油、升糖指數低），而且還必須滿足你的味蕾。

請記得，這項新的飲食法不代表每天晚上都要新創一道菜，佛明漢心臟研究計畫的前執行長威廉·凱斯特利（William Castelli）醫師曾經說過，我們大多數人都是一再反覆吃那幾道最喜愛的餐點。所以我們可以這樣做：先決定8或9道你最喜歡的晚餐，然後每天晚上要煮飯時，再從中擇一挑選——你只需要找出8或9道對你胃口的健康餐點，這樣就萬事具備了。

步驟3　挑出3週的時間

有些人喜歡「逐步」養成新的健康飲食習慣。假使你也一樣，沒問題，你可以慢慢地熟悉健康食材，但是我建議快速投入的方法：在日曆上，圈出3週你想要進行本計畫的時間。在開始之前，先找出符合我們的標準，而且你也喜歡的餐點。當出發日來臨時，請在這21天內，完全遵守本書原則。

我都是這樣告訴研究參與者：現在不該再慢慢把腳趾頭伸進游泳池，而是一躍而進的時候了。原因有二：

第一，這樣成效才會快。如果你在星期一吃一道健康餐，然後等到星期六再吃第二道，身體不會感到有什麼差異，可是假如你每餐都是健康餐，那很快就會得到收穫。給自己一個機會，看看盡量吃最完美的飲食會帶給你怎樣的感受。

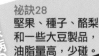

第二，飲食改變其實真的就像是跳入游泳池一樣。假如你一點一滴慢慢進入水池，可能會覺得過程相當痛苦，但你若噗通一聲跳進去，很快就適應水溫了。讓我再解釋一下：

如果你習慣喝全脂牛奶，是否曾想要改喝脫脂口味？你可能像多數人一樣，會覺得第一杯脫脂乳喝起來像水一樣，而且顏色怪怪的。但是，過了幾週，你就完全適應了那種比較清爽的口感，沒多久，你可能反而覺得全脂牛奶不但太濃又噁心。

我並非在說脫脂牛奶是健康食品，如前所述，不喝牛奶是有其理論根據的。這比喻只是在強調：當飲食變得比較清淡，你很快就不會再那麼重口味了，過沒多久，你會愛上新的健康口味。

你會發現，**味蕾大約只有3星期的記憶，而飲食改變來得愈突然，味蕾的適應速度也愈快**。你不再渴望那些被你扔掉的垃圾食物，相反的，你會很驚訝，你都幾乎快忘記那些垃圾食物了。

假如百分之百的飲食轉變聽起來很困難，讓我換個比較輕鬆的方式來講。我不是要你現在就決定這輩子都恪守這個飲食法，我只是希望你嘗試一下，給低脂純素飲食一個機會就好了。現在，你不用立刻對天發誓：這一生再也不吃雙層培根起司堡，也不用對燕麥片宣誓效忠，或做出其他難以實現的承諾。你只要給這個飲食法3個星期的時間，這段時間內要做極端徹底的改變，這樣你大概就會知道此飲食法的效果，同時也保留其他的選擇性。

步驟4 認識轉換期食物

現代科技給我們帶來很多新煩擾（手機鈴聲、擁擠的高速公路、垃圾電子郵件），但有時候，現代科技會派得上用場——食品企業現在有辦法把不健康的食物做得很健康。

像是營養學家長久以來痛斥的熱狗，現在已稍微受到尊重，因為食品科學家已經想出一個辦法，可以把大豆變成法蘭克福香腸。原本在健康食品店開賣的素熱狗、素漢堡和素香腸，現在到處都買得到。甚至像即食義大利蒜味香腸、冷火雞肉片、冷雞肉片和即食煙燻香腸都可以用大豆或小麥做出來，不但外表看起來像真的一樣，口感也差不多，卻是零動物脂肪和零膽固醇的食材。

這些素肉食品真是天上掉下來的禮物！如果你知道真的熱狗是用什麼做的，那你絕對不會想把它送進小孩的嘴巴，但你卻可以得意地把素熱狗帶回家，小孩也會吃得津津有味。在追求健康飲食的路上，這些食物協助你順利度過轉換期，邁向更高的境界。

豆奶的時代已經來臨了！以前想買豆奶得跑去骯髒陰暗的健康食品店，結帳員名字叫陽光，身穿螢光染料襯衫，店裡還播放著民俗音樂；最糟的是，豆奶還是粉末狀的，所以要加水溶解，倒在麥片的動作要很快，不然豆粉會都沉澱在底部。還好，這景象已是過去式。現在健康食品店愈來愈賺錢，所以至少都有做到基本的客服；民俗音樂也消失了；豆奶的口味有許多種，現在又有米漿、杏仁奶和燕麥奶等，不但在一般超市就買得到，而且各行各業的人都喜歡。

當你在買替代肉類和乳製品的產品時，記得看看標籤，在檢查原料表時，會發現有些產品並非你所希望的純素，因為它們會添加蛋白或乳蛋白。請記得選擇純素和最低脂的種類。

這樣吃營養100分

當遵循本章飲食的原則，你的飲食很可能會大幅的改善，不但脫離了動物性脂肪和膽固醇，也可以得到較多身體所需的養分：降膽固醇的可溶性纖維、降低癌症風險的維生素、降低血壓的鉀與打擊自由

基的抗氧化物等等不勝枚舉的營養。不過，因為你做的
是一個極大的轉變，或許會擔心忽略了什麼營養。讓我
再次跟你保證，如果你的飲食包括多樣化的全穀類、豆類、蔬菜和水
果，而且每天有吃綜合維他命，那所有營養的重點就都照顧到了。你
的盤子裡有以下這些有益健康的營養素：

蛋白質 —— 植物性的比動物性的安全

你的身體使用蛋白質來建構並修補身體組織。蛋白質是由許多叫
胺基酸的分子構成的，你的皮膚、肌肉、骨骼和內臟器官裡面的蛋白
質，都是由大約20種不同的胺基酸排列組合構成的。

一項包含全穀類、豆類、蔬菜和水果的健康飲食，可以提供所有
你需要的蛋白質。事實上，攝取植物性蛋白質對身體好，因為動物性
蛋白質會傷害腎臟細緻的組織，植物性蛋白質卻不會有這個問題。植
物性蛋白質也不會像動物性蛋白質一樣，有可能造成鈣質流失或是腎
結石——動物性蛋白質會造成鈣質從腎臟排出到尿液中，這個過程不
但造成鈣質流失，而且鈣質累積在尿道還會引起腎結石。

過去幾年，有些營養學家認為，素食者必須謹慎地搭配食物，才
能攝取到適當的蛋白質，他們的觀念是：植物性食品有可能缺乏一種
或一種以上的胺基酸，所以我們必須用特定的方法合併搭配食物，才
能確保攝取到足夠的蛋白質。然而這個觀念早就被推翻了——**美國飲
食協會的官方聲明就明確指出：以植物為主的飲食，並不需要特殊
的組合，就能提供豐富的蛋白質。**

假如因為某些原因，你希望能增加蛋白質的攝取量，那可以依靠
豆類。你可以從許多大豆製品中攝取到充分的蛋白質，例如豆腐、天
貝和豆奶等等；另外，用小麥衍生品做成的素肉（例如麵筋）也都富
含蛋白質。

鈣質──多吃綠葉蔬菜和豆子

對許多人來說，鈣質和牛奶幾乎是同義詞，他們以為牛奶可以建造強壯的骨骼，並防止老年時發生骨折。然而研究卻顯示，牛奶的好處絕大部分都只是神話。由哈佛大學執行的「護士健康研究」，進行時間超過18年，追蹤了72,337位女性，目標之一在調查喝牛奶的人是否老年時骨折機率較低。結果顯示，喝最多牛奶的人完全沒有得到任何保護效果。沒錯，一天喝3杯牛奶的女性，她們的骨折發生率和從不喝牛奶的人一樣高。

為什麼會這樣呢？牛奶的蛋白質只有大約⅓可以被身體吸收，其他⅔會和食物殘渣一起排出來。不但如此，牛奶還含有動物性蛋白質和鈉，這兩者都會加速鈣質從腎臟流失。

請不要誤會我的意思，我們的飲食需要一些鈣質，但應該從健康的來源攝取，也就是綠葉蔬菜和豆子。雖然花椰菜的鈣質含量比牛奶少一點，可是它的吸收率，也就是身體真正吸收的比率，卻比牛奶來得高，**其實幾乎所有的綠葉蔬菜的鈣質吸收率都比牛奶來得高。菠菜是一個例外，它的鈣質很高，但是吸收率卻很低。**

綠葉蔬菜和豆子可以供給你身體所需的鈣質，如果你還想攝取更多鈣質，你可以從有添加鈣質的果汁和豆奶中攝取到很多。

為了要維持身體鈣質的平衡，不但要適量攝取鈣，也要減少流失。動物性蛋白質會造成鈣質從腎臟排出，做尿液檢查就能測出鈣含量。高蛋白式飲食，如阿金飲食法，就非常誇張地顯示出這樣鈣質的流失──這樣高蛋白式的飲食法，使鈣質的流失率提高50%。另外，限制鈉（鹽分）的攝取也很重要。我們也要從陽光或補充品當中取得維生素D。我們現在還不是完全了解，蔬菜和水果能夠增強骨質的原因，但我們很清楚，骨骼是為了運動而存在，運動對骨骼健康的影響非常大。最後，我們一定要避免菸草，因為吸菸會增加骨折的風險。

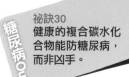

鐵質──太多肉容易累積過多鐵

鐵質是兩面刃。你需要鐵質來製造血紅素，而紅血球則需要靠血紅素來攜帶氧氣給肺部和其他身體組織，但是，太多的鐵質卻會有毒性，不但可能升高心臟問題的風險，甚至還會增加胰島素阻抗。

鐵質會促進身體製造許多不穩定的分子，叫自由基。自由基會損害身體細緻的組織，而且和許多身體問題有關，像是心臟病、癌症，甚至老化的機制。

最健康的鐵質來源和最佳鈣質來源一樣──豆子和綠葉蔬菜。這兩者的鐵含量很豐富，但它們的鐵質形式屬於非血紅素鐵。你的身體只有在需要用到鐵時才會吸收它，如果身體內部的鐵已經足夠，那非血紅素鐵就會被排出體外，不會傷害到身體。肉類恰好相反，它的鐵質屬於血紅素鐵，這種鐵質好像身體裡的不速之客，不管你是否需要，它一定要闖進來，經年累月下來，肉食者容易累積過多的鐵質。

如果你有貧血，請不要衝出去買鐵質補充品，更不要狂吃肉。正確的作法是和醫師合作找出貧血的類型和發生的「原因」。貧血有許多原因，可能是腎臟疾病的徵兆，也或許是某些藥品造成的，也有可能是消化道出血的症狀，那通常是腸胃受到刺激，有時甚至是直腸癌造成的。你必須立刻請醫師評估狀況並進行治療。

若你需要更多鐵，請先從多吃綠葉蔬菜和豆子下手。在吃綠葉蔬菜或豆子的時候，如果能同時攝取水果和蔬菜等富含維生素C的食物，更能夠增加身體對鐵質的吸收率。避免乳製品也有助於鐵質吸收，牛奶不但鐵含量很低，而且還會減少腸胃道對鐵質的吸收。

鋅──從豆子和堅果類攝取

鋅在免疫系統運作、傷口的癒合和其他生物作用上扮演重要的角

色，但和鐵一樣，再好的東西太多也不好。鋅的健康來源包括豆科植物、堅果和早餐強化麥片，像麥麩雪花片和格蘭諾拉燕麥片（譯註：燕麥片加葡萄乾、紅糖混合製成的麥片）。

脂肪──蔬果和豆類的微量脂肪放心吃

優質脂肪、劣質脂肪、太多脂肪，怎樣才能搞清楚這些脂肪？最重要的脂肪真相是：你身體需要的脂肪量微之極微，這在之前做過說明。西方國家的脂肪攝取量比實際需要量要高出數倍，因為他們飲食中最重視肉類和乳製品，所以整體而言，不但吃進過多脂肪，而且還吃錯種類──飽和脂肪，那會使膽固醇升高並加劇胰島素阻抗。

堅果、種子、酪梨、橄欖和一些全脂的大豆製品的脂肪含量也很高。雖然它們的飽和脂肪比較低，但是因為總脂肪量很高，所以你還是要限制這些食物的攝取量。

如前所述，大部分的蔬菜、水果和豆子的油脂含量都極少，而那微量油脂是由一些健康的脂肪組成的，其中包括微量的必須脂肪，也就是 α─亞麻酸和亞麻油酸。

如果你因為醫療因素必須增加油脂攝取，omega-3的健康來源包括核桃、大豆產品和亞麻籽，濃縮形式則有冷壓亞麻籽油、高溫萃取的亞麻籽油、芥花油和核桃油。有時候會因為健康問題，像是關節炎，需要使用omega-6，醫界經常是用月見草油、琉璃苣油、黑醋栗油或大麻油。這類油應該被視為醫療補充品而非食物。

維生素B12──每天1顆綜合維他命

你的身體需要它來維持健康的神經和血液細胞，人體所需的維生素B12量極少，最方便的來源是一般的綜合維他命。在營養強化早餐麥片、強化豆奶和其他營養強化產品中也有維生素B12。

維生素B12不是由動物或植物製造的，它是由細菌和其他單細胞生物所產生的。這個物質是如何由細菌進入人體呢？我們猜測，在現代衛生習慣尚未普及之前，土壤裡和蔬菜水果上面有微量的細菌，那提供了微量的維生素B12。除此之外，動物腸道內的細菌也會製造維生素B12，因此動物和動物性產品裡也有微量的維生素B12。這些B12來源的問題在於：它們雖然含有維生素B12，但是膽固醇、脂肪和蛋白質也隨之而來。前述的健康來源能提供維生素B12，但卻沒有那些多餘的物質。

維生素D——曬曬太陽吧！

正確地說來，維生素D根本不算是維生素的一種，它是一種荷爾蒙，當陽光照到皮膚上時，身體便會產生這種荷爾蒙。肝臟和腎臟會將此荷爾蒙活性化，它一旦活性化，就會幫助身體吸收鈣質並避免細胞癌化，除此之外，它還有許多其他功能。

如果你有曝曬到足夠的陽光，那就不需要在飲食裡額外添加，然而，我們大多數人都沒那麼幸運。如果你沒有經常照到陽光，那你必須補充含有400國際單位維生素D的綜合維他命。由於維生素D有防止癌症的功能，有些專家建議更高的攝取量。

下一章就是新手上路的時間了。在第7章，我會教你如何追蹤計畫的進展。

5 擺脫糖尿病的1日菜單

早餐、午餐、晚餐加點心，照著做就對了

最好是挑出3週的時間，接著就每天全心全意投入這份新菜單吧！

請拿出一張紙，寫上「早餐」、「午餐」、「晚餐」和「點心」這4個大標題，你現在要做一天份的菜單計畫。請寫下符合前章3項原則，而且你也喜歡的食物。扼要說來，我們找的食物要是：

- **不含動物性產品**：沒有肉、魚、乳製品或雞蛋，一丁點也沒有。這用意是要清除飲食中的動物性脂肪、動物性蛋白質和血膽固醇。如果你前面章節還沒讀完，請先將第4章讀過。本章會告訴你，要做轉變是多麼簡單。

- **低脂**：盡量少用添加的油脂或完全不要用，並避免其他油膩的食材。在看產品成分表的時候，請注意每一分量食物的脂肪不可以超過2至3克。

- **低升糖指數**：選擇低升糖指數的食物，也就是避免白糖、白麵包、高澱粉量的馬鈴薯（譯註：baking potato，是澱粉量最高的馬鈴薯種類，經常用做烤馬鈴薯、馬鈴薯泥或薯條）和大部分的即食麥片等等。其

他大部分純素的食物都可以。某些種類的食物升糖指數特別低，像是豆子和其他豆科植物、綠葉蔬菜、大部分水果、大麥（很適合拿來做成湯品）和許多以這些食物為原料的產品。令人吃驚的是，義大利麵是屬於低升糖指數，不像其他小麥製品是高升糖指數。

健康的早餐建議

在早餐這個標題下面，寫上你喜歡的食物，而且要是純素、低脂和低升糖指數。所列下來的食物很有可能你早就在吃了，底下是一些建議：

- 熱麥片，像是燕麥粥。全麥麥片加上肉桂粉、葡萄乾或蘋果醬（不加牛奶）。
- 冷麥片，像是麥麩雪花片加上脫脂豆奶或脫脂米漿，也可加上莓類、水蜜桃或香蕉。
- 瓜類、香瓜、香蕉或其他任何水果。
- 黑麥麵包或德式裸麥吐司加上肉桂粉（不加奶油或人造奶油）。

如果你希望增加蛋白質的攝取量，試試這些：

- 素香腸。
- 素培根。
- 炒豆腐。
- 早餐式豆泥捲餅，餡料是豆泥、生菜和番茄（不加蛋或乳酪）。
- 英式烤豆或鷹嘴豆。

早餐
素香腸
黑麥吐司
燕麥粥加肉桂粉和葡萄乾
香瓜切片

午餐
綠葉蔬菜沙拉
豌豆湯
黑麥三明治夾鷹嘴豆泥，搭配番茄切片和小黃瓜

晚餐
菠菜沙拉加聖女番茄
番茄蘑菇天使髮絲細麵
清蒸花椰菜

點心
蘋果、柳橙、香蕉

• 德式裸麥麵包沾鷹嘴豆泥。
• 列在第225頁後的早餐食譜。

下面我們將討論這些良好的早餐建議：

• 燕麥粥

大部分的研究參與者都選擇傳統燕麥粥當早餐，這是有原因的。燕麥含豐富的可溶性纖維，這種纖維的特性是在水中會變得很濃稠，而且可以把身體多餘的膽固醇帶走（小麥和米飯則含有很高的不可溶性纖維）。但是那碗毫不起眼的燕麥片，功效卻不僅止於此，它還能夠幫助你控制血糖，高纖維也能幫助你減重。

另外一項益處是燕麥「不含」膽固醇和動物性脂肪，培根加蛋的早餐則含有非常高的膽固醇和動物性脂肪。

請選擇傳統燕麥粥，不要選即食冷麥片或一分鐘快煮式燕麥片。 傳統燕麥粥和快煮式燕麥片不一樣，前者仍保有完整的穀類形態。當燕麥片的穀類形態保持得愈完整，升糖指數也會愈低，而飽足感也能維持得愈久，第112頁有些小技巧可以幫助你做出一碗完美的熱燕麥粥。

若要增加降血糖的效果，可在燕麥粥上灑些肉桂粉（第176頁詳述肉桂粉如何降血糖），或加上葡萄乾、莓類以及幾乎其他任何水果皆可，但就是不要加牛奶或白砂糖，只要做個一兩天，就不會再想添加多餘又不健康的配料。若你吃麥片一定要加牛奶，請改用豆奶或米漿，以免吃進牛奶裡的動物性脂肪和膽固醇。

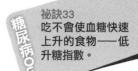

大部分乾麥片是屬於高升糖指數，燕麥粥則是屬於中間值，它不但會讓你有飽足感，而且也讓血糖保持穩定。

• 素香腸或素培根

一般香腸或培根含有超高的脂肪和膽固醇，那是買菜時購物單裡最不健康的食物之一，如果你早餐不能沒有這些肉製品，那現在你的運氣來了！為了搶救你的健康，食品製造商推出了素食的版本，大部分的超市和健康食品店還販售各種不同的種類，如果你覺得這些產品很陌生，你可以將它們視為從原作所自由發揮改編的版本。這些替代品不但美味可口而且含有很高的蛋白質。請看清楚包裝上的成分表，選擇不含動物性原料（有些產品原料是蛋白，那是高濃縮動物性蛋白質，最好避免食用），而且脂肪含量最低的種類。

輕食生活（Lightlife）智慧培根以及怡福牌（Yves）素培根切片都是很受歡迎的品牌。它們是由大豆和小麥製成，每一片含3克蛋白質，脂肪只有1克。輕食生活智慧香腸串、怡福牌香腸串以及吉米牌（Gimme）「瘦肉式」香腸串都是低脂的大豆製品。

• 炒豆腐

豆腐和蛋白幾乎完全相同——本身雖然沒有多少自己的味道，但不管炒菜時加入什麼香料或醬料，都可以很快入味——它有蛋白的口感，但卻完全不含膽固醇、動物性脂肪和動物性蛋白質。超市有販售炒豆腐的調味包，通常是擺在包裝米或健康食品區，只要根據包裝上的調理方法照著做即可。第226頁有快速又簡單的食譜。

• 早餐式豆泥捲餅

沒時間吃早餐嗎？早餐式豆泥捲餅是你的救星。只要買一盒冷凍的早餐式豆泥捲餅帶回家，放進微波爐，幾分鐘的時間，你就可以享用一頓既豐盛又健康的早餐。艾咪牌是一個很受歡迎的品牌，它的早餐式豆泥捲餅有各式各樣的種類，內餡是豆子、豆腐或番茄等等。或

來一份均衡的早餐

早餐的順序是，一開始最好先吃像素香腸之類的高蛋白食物，之後再吃高澱粉類食物，例如燕麥粥加肉桂粉或葡萄乾，或是像水果之類的甜食。

為什麼先吃高蛋白食物比較好呢？下面特別針對此點說明。

高澱粉類或高糖類食物會自然增加體內血清素的製造量，血清素是一種在腦內創造幸福感的化學物質，像百憂解Prozac和樂復得Zoloft之類的抗憂鬱劑，就是在增進體內血清素的製造量。雖然這是一個優點，但是對某些人來說，吃下高澱粉類或高糖類的食物，卻會造成昏昏欲睡的現象。事實上，有些人就把高澱粉類食物當做安眠藥使用。

高蛋白食物會阻礙體內血清素的製造，增強你的精力。任何高蛋白食物的食物都有此效果，例如素香腸、素培根、炒豆腐、豆子，甚至幾匙你平常灑在沙拉裡面的鷹嘴豆。

許在週末比較有空的時候，你也可以自己動手做，做完後可以冷藏或冷凍起來存放，這樣在接下來忙碌的一週裡，你隨時都能享有便利的美味早餐。

不該在早餐出現的東西

首先來談談最明顯的東西——雞蛋，它不會出現在我們的早餐菜單裡。一顆雞蛋裡含有超過200毫克的膽固醇，和227克的牛排一樣多，還有一大堆的飽和脂肪，會使膽固醇升高。蛋白則是含有一大劑的動物性蛋白質，那是你最好要避免的東西。如你所知，從植物來源攝取蛋白質不但對腎臟較好，對長期骨骼健康也比較有幫助。請避免雞蛋和雞蛋替代品，如蛋液，那其實是由蛋白所製成的。

當然，肉也要從早餐菜單裡除名，包括用火雞、豬肉或牛肉做成的香腸，它們全部都含有動物性脂肪和膽固醇。

貝果也最好不要吃，除非是德式裸麥貝果。**雖然一般貝果是屬於純素而且低脂，但升糖指數卻很高。**

甜甜圈、丹麥麵包和瑪芬蛋糕也都別想了。想知道為什麼嗎？只要把它放在一張餐巾紙上幾分鐘，看看有多少油脂滲出來，你就知道原因了。那些油脂正等著要讓你變肥、升高你的血膽固醇，並加速惡化胰島素阻抗。

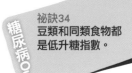

健康的午餐建議

好，進行到午餐部分！下面是些建議，但你還能想得到更多。

- **沙拉**
  - ·田園沙拉加脫脂沾醬、檸檬汁、醬油或照燒醬汁。
  - ·三色豆子沙拉。
  - ·義大利麵沙拉。
  - ·黑豆拌玉米沙拉。
  - ·以麵條、北非小米、中東小麥或米飯為基礎的穀類沙拉。

- **湯**
  - ·義式時蔬豆子湯。
  - ·綜合蔬菜湯。
  - ·蘑菇大麥湯。
  - ·黑豆湯。
  - ·墨西哥式辣味燉豆子。
  - ·豌豆湯。

  食用快煮式或者是即食湯品也可，只要是低脂而且不含任何動物性食材的產品。

- **三明治或手捲**
  - ·CLT三明治：黑麥吐司夾小黃瓜切片、生菜、番茄切片，沾第戎（Dijon）芥末醬。
  - ·中東式全麥口袋餅夾紅蘿蔔絲、苜蓿芽、小黃瓜切片搭配鷹嘴豆泥。
  - ·黑麥吐司夾上脫脂的肉類替代品，例如素火雞肉、素義大利式煙燻肉、素食義大利辣味香腸，或燒烤麵筋（小麥麵筋）再加上你認為和三明治最速配的蔬菜。

・墨西哥全麥餅皮夾黑豆沾醬、甜椒、番茄切片和生菜。

・義大利茄子潛艇堡：全麥潛艇堡夾烤茄子片、披薩醬和「水炒」蘑菇。

・甘薯黑豆泥捲餅夾玉米和番茄。

・從第243頁開始的午餐食譜。

・**其他**

　・新鮮水果。

　・鷹嘴豆。

　・蔬菜切片。

接下來說明這些健康的午餐選擇：

・**沙拉**

沙拉可以是簡單的生菜加番茄，也可以是較特別的通心粉沙拉、三色豆子沙拉、亞洲風味沙拉或是水果沙拉等等。

如果你想先嘗試綠葉蔬菜沙拉，一般的生菜都可以使用，但最好大膽嘗試新鮮菠菜、芝麻菜和其他綠葉蔬菜。可以加入小黃瓜和番茄切片，並請儘管加入鷹嘴豆、大紅豆等豆科植物——它們不但提供豐富的營養而且可以保持血糖的穩定。

為了食用方便，超市現有販售一些罐頭式的三色豆子沙拉或四色豆子沙拉，你想要吃的時候，打開即可食用。有些店裡也設有吧台，專賣種類齊全的沙拉。

選擇沙拉沾醬的時候，記得選用脫脂純素的種類，目前在許多超市都買得到。

・**湯**

湯可以當做很棒的午餐開胃菜，但一大碗豐盛的湯也可以就是午餐。湯裡可以有豐富的蔬菜、豆子、大麥和其他穀類，吃起來不但

令人滿足而且對健康十分有益。如果你在週末煮一大碗湯，那接下來的一週就都隨時有得吃了。

如果你要求方便，曼尼修維茲牌（Manischewitz）的乾燥混合湯包可以為你省下不少時間。只要把湯包加入滾水，再煮一下即可，你也可以視個人喜好，加入番茄、綠辣椒或其他冷凍或新鮮蔬菜，加入一兩湯匙的營養酵母會更增添風味。如果你又放入紅蘿蔔、番茄、冷凍蔬菜（例如花椰菜、羽衣甘藍、白花椰菜或四季豆）和其他冷凍蔬菜，你就把簡單的湯品變成豐富的燉品了。

假如你寧可請別人代勞，超市裡有各式各樣數不盡的罐裝湯品或冷凍湯包，只是你必須懂得如何挑選。你會找到許多符合本書原則的產品——扁豆湯、義式時蔬豆子湯和素食蔬菜湯都是很好的選擇。特巴屈尼克牌的冷凍湯包有各種口味，像是扁豆或蘑菇大麥和其他一些簡單的食材，而且幾乎是零脂肪。快煮式湯品通常是用杯子盛裝，只需加熱水即可，你可以在辦公室抽屜裡放著幾杯備用。

若你希望不論到哪裡都喝得到自製的湯品，你只需挑選一只像是膳魔師的保溫瓶，將瓶中裝滿湯以後，就可以帶去上班——你的同事會很羨慕。

買市售現成的湯要注意一點：有些製造商會在湯裡添加過多鹽分，所以你應該挑選低鈉品牌，雖然會花你一點時間尋找，但絕對值得。記得每日鈉攝取量要少於2,000毫克。

・三明治

要做三明治很快，而且又可隨身攜帶，因為現在市面上有各式各樣數不盡的材料，所以現在三明治也可以做得很健康。

首先要挑選一種低升糖指數的麵包，像是黑麥或德式裸麥麵包。接著試試下面任一種配料。

鷹嘴豆泥原本是中東料理，目前在北美很受到歡迎。它是由鷹

嘴豆和香料做成，質地感覺有一點像花生醬，而味道比較沒有那麼強烈。可惜的是，市售品牌的脂肪量都過高，但是誰需要那麼多脂肪？如果有食物處理機，大約5分鐘就可以自己做出來，且一次如果做很多，還可以吃好多天。在第234頁有相關食譜。

即食素肉片的味道可以像義大利煙燻肉片、火雞肉切片或火腿切片，但卻完全不含動物性脂肪和膽固醇。所有的健康食品店和許多超市都有販售，而且用這種產品做三明治很適合。在超市，它們通常和素熱狗擺在一起，素熱狗也是不錯的選擇。選擇原則和之前一樣，最好挑低脂的品牌。

自製素漢堡其實很簡單，一般商店裡和餐廳也都有販售。田園漢堡牌（Gardenburger）的田園純素漢堡是由穀類、洋蔥、蘑菇和一些香料製成，一個素漢堡有10克蛋白質，但脂肪只有1克。類似的品牌是晨星農場牌（Morningstar Farms）燒烤口味素漢堡，它是由大豆製成，有12克蛋白質，而脂肪卻只有2.5克。

如果想吃培根、生菜、番茄式三明治（BLT），可以用素培根、生菜、番茄和芥末醬來做。我自創的簡易三明治則是CLT──用烤好的黑麥麵包夾上小黃瓜切片、生菜和番茄，有時候會加上一兩片即食素肉片，最後再抹上芥末醬。

講到調味品，芥末醬不含脂肪，所以可以拿來當作抹醬。大部分美奶滋抹醬剛好相反，脂肪量超高。有一個例外，就是納索雅牌（Nasoya）的零脂純素美奶滋抹醬。

• 冷凍餐

冷凍餐發展到現在已經有很大的進步了。現在市面上出現各式各樣的冷凍餐種類，加上使用微波爐調理很方便，因此要吃到健康美味的食物變得很簡單。廣受大眾歡迎的是純素安琪拉達捲、純素墨式捲餅、純素的披薩和義大利麵餐點。艾咪牌有一系列的純素選擇。

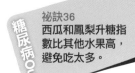

祕訣36
西瓜和鳳梨升糖指
數比其他水果高，
避免吃太多。

假如你的午餐一定得是外食，甚至速食，第8章有
較健康的選擇。

健康的晚餐建議

不管你是否喜歡下廚，可以拿來做晚餐的健康食材實在數也數
不盡。許多人喜歡烹飪，但也有許多人沒時間或嫌麻煩，這些人通常
喜歡選擇簡單方便的食物或是直接在外用餐。我個人絕對是屬於後
者，但本書食譜的設計者布莉安娜·克拉克·葛魯根（Bryanna Clark
Grogan）就和我剛好相反，因為她的廚藝很棒，所以她可以把做菜變
得很有趣。

好消息是，這兩種人都很適合參與本計畫，下面先列出一些最基
本的晚餐建議：

- **番茄紅醬義大利麵**：有些市售的番茄醬汁可以拿來用，要選擇脂肪
  最低、不含乳酪和其他動物性產品的牌子。選擇全麥的義大利麵，
  加入一些綠花椰菜或菠菜（新鮮或冷凍皆可），這樣就完成了。
- **豆子加飯**：試試古巴式黑豆拌飯加上番茄莎莎醬、素食烤豆，或脫
  脂墨西哥豆泥。
- **墨式軟玉米捲**：使用墨西哥式的全麥餅皮，夾入豆子、生菜、番
  茄、莎莎醬。
- **墨西哥式辣味燉豆子**：可以用市售的素食盒裝品。
- **蔬菜千層麵**：選用低脂豆腐來代替義大利軟乳酪，並夾入多層的燒
  烤蔬菜。
- **燉米飯、西班牙式米飯，或現成的盒裝米飯**：很多市售品牌皆可，
  但不要加奶油。
- **蔬菜炒飯**：使用不沾鍋，並用低鈉醬油調味。

- 零脂素漢堡：看清成分表並要選擇脂肪最低、不含乳酪和其他動物性產品的牌子。
- 墨西哥法士達：用不沾鍋清炒甜椒切片、洋蔥和茄子，再加上法士達專用調味料。
- 用大塊蔬菜加鹹味醬做燉菜。
- 俄羅斯酸奶蘑菇。
- 所有從第253頁開始的晚餐食譜，不但可口而且作法簡單。

　　如果你不是廚師，也不用緊張——到處都能找得到你要的便利食品，餐廳也有很多符合本書標準的選擇。我們現在的任務不是把你變成美食師傅，而是要創造很實際的一天份菜單，裡面有你不但願意吃也喜愛吃的食物。

　　有民族特色的食物通常是不錯的選擇，不管是自己動手做，還是到餐廳享用，或是買現成的冷凍食品，像墨西哥豆子捲餅、義大利麵配上豆子湯、中式蔬菜飯餐點、日本蔬菜壽司配味噌湯和沙拉、印度咖哩、泰式餐點、衣索比亞料理等等都十分適合。由於以植物為主的飲食在這些國家比在北美常見，因此對本計畫而言，若和一般北美食物比起來，它們會是較佳的選擇。

　　如果你的晚餐經常叫外送披薩，還是可以選擇純素並且低脂的種類，只需要求全是蔬菜的配料即可，像蘑菇、洋蔥、日曬番茄乾和酸豆。請不要加乳酪，但可以要求多加點番茄醬。如果是在家自己做披薩，可以加進素的義大利蒜味香腸或其他即食素肉片。

簡單的點心建議

　　OK，現在你的一日菜單即將完成。但是即使你覺得自己在兩餐中間不會餓，還是建議要寫下一些備用點子，這樣萬一哪天真的嘴

饞，就不會慌張了。下午3點的飢餓感有時會瓦解你的意志力，所以還是準備一些吃起來不會有罪惡感的食物比較好。下面是一些點心建議：

- 水果：大部分的水果是屬於低升糖指數，這十分令人意外，而且水果的營養價值更是無可比擬。最好身邊隨時準備一些蘋果、柳橙、西洋梨和香蕉等等水果。有些人喜歡在冰箱放一盒切好的香瓜或其他瓜類，這樣回家時就有方便的點心。乾燥水果也還可以接受，它們的升糖指數並不一定會比新鮮水果高，但是由於水分已經被榨乾，所以吃乾果會比吃新鮮水果更容易攝取過多的熱量，因此選擇新鮮水果還是對健康比較有幫助。

- 即食湯包：它放在抽屜裡非常方便，想喝時只要加入熱水就可以了。義大利時蔬豆子湯、豌豆湯和扁豆湯等，一般來講都是純素低脂的。

- 簡單三明治：用黑麥麵包或德式裸麥麵包夾生菜、小黃瓜切片和

一份均衡的晚餐

若要確保攝取到均衡的晚餐，你可以把盤子分成¼。首先，在一部分放入豆類，如豆子、豌豆和扁豆，也可以選擇烤豆、豆泥捲餅或眉豆。這些食物含有豐富的蛋白質、可溶性纖維和礦物質，而且屬於低升糖指數，對健康很好。

接下來，將盤中另外¼擺滿澱粉類食品，像是糙米、番薯或義大利麵。澱粉聽起來沒什麼了不起，但其實它是健康的複合碳水化合物——也就是身體賴以運作的健康零汙染燃料。

最後盤子還有一半，你要擺上蔬菜。理想情況是要有2種不一樣的蔬菜，例如綠色蔬菜，如綠花椰菜，配上一種橘黃色蔬菜，像紅蘿蔔，這些食物是超級營養發電機。飯後再吃水果當甜點，這樣就是均衡的一道餐點。

要吃到均衡的一餐，還有非常多種方法。有些人喜歡義大利或地中海式飲食，這類餐飲通常有豆子湯加義大利麵，麵醬裡有切成大塊的蔬菜；有些人喜歡拉丁美洲式料理，像豆子、米飯和蔬菜；還有人偏好亞洲料理，像豆腐（也算豆類，由大豆製成）、米飯和蔬菜；印度風餐點也許就是扁豆咖哩配上米飯和蔬菜。

對來自南部幾州的美國人來說，很多傳統食物也都恰好符合我們的要求：一般豆子或眉豆配上米飯和綠葉蔬菜（不加傳統的豬背脊肉）。

當我拜訪住在北達科塔州的父母時，我們會用豆子餐和蔬菜切片代替一般的肉類食物，再加上番薯或甘薯和一些蔬菜。甜點可能是西洋梨、草莓或是柳橙。你發現反覆出現的飲食模式了嗎？其實還是一樣：一道豆子、一道澱粉類食物（這是為了攝取健康的碳水化合物）、一些蔬菜，最後加上水果作為甜點。

番茄，再沾點芥末醬，吃這樣的三明治會讓你感到飽足，但是卻不會有罪惡感。

- 三色豆子沙拉：吃一份會讓你在晚餐前都不會感到飢餓。
- 氣爆式玉米花：不會有一般油爆式玉米花的脂肪，你可以自行添加大蒜、鹽或綜合調味包，或是營養酵母。
- 中東式全麥口袋餅配鷹嘴豆泥：讓你有飽足感，而且如果你遵照第234頁的快速食譜，也可以做成低脂的口味。

其他的簡單點心建議還包括麥麩片加豆奶、德式裸麥吐司或黑麥吐司夾果醬、紅蘿蔔條以及米蛋糕（請選擇成分單純，而且不添加砂糖的種類）。

為接下來的1週選擇菜單

你目前表現得很棒！你已經為了邁出健康的第一步而做出了正確的選擇。現在讓我們把目標擺在下一週，寫下接下來7天的早餐、午餐、晚餐和點心。你可以重複吃一些食物、利用昨日的剩菜，或是用任何省事的辦法。然而請務必注意不要限制熱量的攝取，也不要故意不吃某一餐。

保持實際一點的心態很重要。假如你現在不愛做菜，要短時間改變不大可能，所以手邊最好準備些不用特別花時間料理的食物。

事先計畫很重要。想想你吃飯的時間人是否在公司？是否會搭機旅遊？如果公司餐廳沒有健康的食物，最好是自己帶便當。有時候同事問午餐要吃什麼，我就會用法文回答：「les restes d'hier」，他們聽了原本以為是什麼異國風味的食物，直到我解釋那其實是代表「昨天的剩菜」，他們才恍然大悟。但事實上，我的剩菜有時的確蠻有異國情調——這一切都要看餐廳幫我打包了什麼喔！

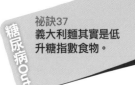
準備採買嘍！

現在有了菜單，就是上街採買的時候了。你的目標是在廚房架子上擺滿需要的食材，這樣你才能順利度過下一週，而且即使在飢餓感來襲的時候，也不會措手不及。

逛逛超市裡面那些以前你從未經過的區域。生鮮部門除了擺放許多新奇有趣的蔬菜和水果之外，可能還增加了肉類替代品、豆奶和其他健康的產品；另外也可以去「國際食品」區、「健康」區或「體重管理」區瞧瞧；逛逛包裝米區和豐富多彩的豆子區吧！你會發現米和豆子有數不盡的種類。

如果還沒有逛過家裡附近的健康食品店，你一定要趕快去瞧瞧，不但會找到替代肉類、乳酪和牛奶的產品，還會發現許多來自各國的有趣食物，每一樣都值得試一試——要多方探索並勇於嘗試，有些新發現會變成你最喜愛的食物。不要擔心買到根本不合胃口的東西，嘗試的過程本是如此。

在採買的時候，記得挑選適合預先準備的食材，然後你在週末可以先煮好（像一鍋湯品或燉品），再將成品分成許多天份，這樣下一週可隨時拿來加熱食用。

你會發現健康食品的價格差異很大。整體而言，素食類產品要比肉類或乳酪類產品便宜，像豆類、新鮮或冷凍蔬菜、義大利麵和米這類健康食材的價格都十分低廉。然而，健康食品店有時候會故意抬高店裡現做產品的價格，不管是不是純素都賣得特別貴。你很快就會找到最佳的選擇。

在店裡的時候，記得順便買罐每日綜合維他命。如前所述，攝取適量的維生素B12很重要，而綜合維他命就可以解決這個問題——不含鐵質的植物性維他命是最好的選擇。

一定要嘗試的基本食物

有一些基本的食物很值得你進一步認識。這些食物一點都不複雜，只是一些廚房架上應該有的簡單基礎食物。如果你現在還不熟悉這些食物，一旦熟練之後，那會變成你得到健康的祕密武器。讓我列舉一些例子，採買時請多留意。

- 傳統燕麥：一定要選擇傳統燕麥，而非即食燕麥，你會發現做起來既簡單又快速。只要將燕麥和冷水用1：2的比例混合，沸騰後再煮個幾分鐘，這樣就大功告成了。燕麥含有豐富的可溶性纖維，不但有降膽固醇的作用，還能讓你整個上午都不會感到飢餓。在店裡的時候，記得順便買些配料：肉桂粉、葡萄乾或其他水果，也可以視個人喜好決定。

- 豆類：請好好認識這個不起眼的食物。由於大眾了解到豆子的營養價值，現在它們終於總算獲得重視：脂肪含量超低、零膽固醇、豐富的可溶性纖維、高鈣高鐵而且又有其他食物無法媲美的低升糖指數。如果你願意多花點時間料理，那就買新鮮或乾燥豆子自己從頭煮起。罐裝的豆子十分方便，所以可以買幾罐黑豆（和一罐莎莎醬）、幾罐零脂的墨西哥豆泥，或是任何店裡的豆子，放在架上隨時取用。

- 冷凍蔬菜：冷凍蔬菜的重點是「方便」。在有一點趕時間的時候，你會很慶幸冷凍庫裡有蔬菜，只要蒸一下就可以了。**就營養價值而言，冷凍蔬菜並不輸給新鮮蔬菜。**你可以選擇綠花椰菜、冬南瓜、迷你球芽甘藍、紅蘿蔔、白花椰菜和任何你喜歡的蔬菜。

- 扁豆湯：享用一碗豐盛又健康的扁豆湯時，你會發現它與眾不同的風味。請準備一兩罐在身邊。

- 鷹嘴豆：說到鷹嘴豆，這真是種拿來做什麼都適合的豆類——不只

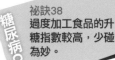
是鷹嘴豆泥,還包括沙拉、湯、麵醬和快炒,都可以
加入;你還可以吃鷹嘴豆當早餐。記得擺個幾罐在廚
房架上。有些迷你罐頭還設計易開蓋,使用起來尤其方便。

- 鷹嘴豆泥:簡單的鷹嘴豆泥已經變成超受歡迎的三明治夾餡,但是
請勿購買市售的品牌,因為它的脂肪含量太高了。如果你有食物處
理機,不到5分鐘就可以自己現做出來,而且還夠吃一整個禮拜。
看看第234頁的食譜說明,下次去市場的時候,你就知道要採購些
什麼食材了。

- 醬料:第戎芥末醬很適合做三明治抹醬;檸檬汁和蘋果醋則可用來
淋在綠葉蔬菜和沙拉上;番茄莎莎醬和豆子是天作之合。任何一種
脫脂沾醬都很方便好用。

- 糙米:許多人都沒有吃過用正確方式煮好的糙米。想煮出好吃的糙
米飯,要先仔細選擇正確的種類,煮之前先稍微炒一下,然後用煮
麵的方法來調理,也就是烹調時水量要多加一點,最後完成時再把
多餘的水倒掉。

- 大麥:這種穀類在早餐麥片區到處都是,有膨脹的形式也有加糖的
口味,但若要享用真正美味的大麥,必須要煮成大麥湯或是做成一
道穀類小菜;你也可以把大麥和米放在一起煮。大麥屬於低升糖指
數,有豐富的可溶性纖維,口味和質地都相當棒。

- 義大利麵醬:花幾分鐘仔細閱讀番茄醬上面的成分表,記得選擇不
含乳酪和其他動物性產品的牌子,而且油脂含量愈少愈好。只要廚
房架上擺上幾罐,隨時都可做出既快速又簡單的晚餐。然後再挑選
你最喜歡的義大利麵來搭配調理。

- 肉類替代品:試試素熱狗、素漢堡和即食素肉片,它們雖然不是什
麼高級料理,實用性卻很高,而且有些吃起來口感竟然和原來的真
口味很像。然而要仔細閱讀成分表,避免有動物來源的材料;另外

要注意在產品的每一分量中,脂肪也不能超過2至3克。健康食品店的肉類替代品選擇性非常多,一般超市也有販賣。

- 營養酵母:你可以在健康食品店的營養補充品區找到這項產品。營養酵母可以溶解在許多食物中,像是義大利麵醬、快炒、砂鍋菜和湯品等等,能替料理增添一種類似乳酪的風味。它和啤酒酵母或麵包酵母不一樣,後兩者有苦味。營養酵母有分雪花片或是粉末狀,雪花片質地較佳,用途也比較廣泛。
- 新鮮水果:新鮮水果是一種完美的點心,因此最好身邊隨時準備。因為新鮮水果的保存期限不長,最好實際一點,選擇你會吃的種類就好。

解決不健康的食物

現在你的架上和冰箱已經擺滿平日都用得到的健康食材。如果廚房裡還藏著幾樣沒那麼健康的食物,那該怎麼辦呢?

這簡單!讓它們消失。你可以拿去送人、直接丟掉,或是拿來餵貓餵狗。**身邊絕對不要有吸引人的壞食物,那只會對你造成不必要的誘惑。**

事先計畫

堅持享用健康的飲食到最後將會習慣成自然。但是目前你必須要花時間好好地想一想,當午餐和晚餐的時間到了,你可能會身在何處?你可能會吃些什麼?其實,健康的選擇一定找得到,只是因為現在大眾文化都鼓勵不健康的口味,健康的食物才變成得要費一番功夫才能發現。

就位、準備……

如前章所述，最好是挑出3週的時間，然後全心全意投入這份新菜單，這段時間最好要有充分的意志力來迎接這個轉變。如果你的職業是會計師，那麼4月14日（譯註：美國報稅截止日前一天）就不是一個適合出發的時間點；如果你是學生，考試週就不是好選擇。但是一旦你確定好時間，就要一股腦兒地投入，百分百執行本飲食改變，盡全力遵循我們的3大原則，而且從頭到尾徹底執行。

OK！你表現得很好！你已經了解基本原則及執行方式了。在接下來的幾個章節中，我們將討論幾個特定的健康問題，以及你可能會遇到的狀況，我會提供許多處理這些問題的技巧。

檢查成分表

檢查成分表時要注意兩點。首先，確認沒有動物性產品的衍生物，像是奶粉、乳清、酪蛋白（和許多種酪蛋白衍生物，如酪蛋白鈉）、雞蛋產品和明膠。還要小心「部分氫化植物油」，這種油脂和飽和脂肪一樣危險。

對於一些聽起來好像很健康的食品，有時大家就會希望能破例食用。例如蜂蜜這幾年身價大漲，就是因為媒體做出許多不符合事實的報導。但就營養而言，蜂蜜就是單糖，沒有提供任何健康上的益處。蜂蜜和橄欖油一樣，營養價值都被廣告過度渲染了。

接下來，請檢查營養成分表。理想的情況下，食物的每一分量不能有超過2克的脂肪，而且必須零膽固醇。如果膽固醇含量不是0，那這樣產品一定有某種動物性產品的衍生物。相形之下，植物則完全不含膽固醇。

如果檢查成分表感覺好像很麻煩，記得每一樣產品你只需檢查一次就夠了。一旦你找到符合標準的產品，就沒有必要檢查第二遍。另外，簡單的食物不需看成分表。從來沒有人檢查香蕉或西洋梨的成分表，買一盒冷凍菠菜或一袋白豆也沒必要看成分表——這些食物都只有一種原料。

6 比控制卡路里更簡單

邊瘦邊甩糖尿病的飲食祕訣

當身邊準備好正確的食物，你吃的熱量和分量都會自動落在控制範圍之內！

如果你一直設法減重，現在讓我告訴你如何運用簡單、有效且不再復胖的方法來達成目標。對所有人來說，甩掉多餘的體重都非常重要，但對糖尿病患來說更是如此。首要的原因是，減重會增強你的胰島素感受性。你除掉愈多身體脂肪，細胞對胰島素反應就變得愈敏感。尤其若是甩掉腹部的脂肪，效果更是明顯。

減輕體重也能降低血膽固醇和血壓。而且當你身體脂肪量變少，運動會變得沒那麼吃力，你也會更願意運動。你的關節，特別是膝關節，會非常感謝你。

不用說也知道，有許多方式可以減重，像美國糖尿病協會的飲食指南，對某些人來說就很有效，但是有許多人覺得此規定很難確實遵守，因為這種飲食法需要限制熱量的攝取。例如，假設你平常需要攝取2,000卡路里，美國糖尿病協會的飲食指南會要求只能攝取1,500卡路里，這規定很快對你就失去效用了。假如你在晚上8點的時候感到

糖尿病
有救了

肚子餓，而當日已經攝取了1,500卡路里時，你只能餓著肚子上床睡覺。放心！本書建議的飲食法絕對不會發生這種情況。

低碳水化合物飲食法對任何人來說，都有可能釀成一場健康大禍，對糖尿病患來說更是危險，這種飲食法通常只能帶來短期的減重效果，一般人很快就會復胖了。低碳水化合物飲食法對健康還會產生無法預料的負面影響，研究指出，超過⅓採用低碳水化合物的飲食者，他們的壞膽固醇都有顯著上升的現象，有些研究參與者還因為血膽固醇實在上升太高，最終被迫離開實驗計畫。

更有甚者，低碳水化合物飲食法的蛋白質攝取量通常都非常高，這種飲食強調攝取的動物性蛋白質對腎臟傷害尤其大。在「護士健康研究」中，哈佛研究人員追蹤了1,624位女性參與者，他們特別注意那些在計畫開始時，腎臟功能已經減低的女性。研究結果顯示，女性攝取的動物性蛋白質愈高，腎功能衰退的速度也愈快。因為40%的糖尿病患的腎功能都已經衰退到某種程度，更應該要小心，不要讓腎功能更加惡化下去——我強烈反對任何高蛋白的飲食法。

如前所述，這類飲食法認為避免碳水化合物是血糖控制的關鍵，然而這樣的理論已經過時了。我們已經提過，以米飯、麵點和其他碳水化合物為主食的國家，他們的肥胖症和糖尿病的發生率都相當低。低碳水化合物飲食法雖然能帶來短期的減重效果，可是我們可以改採比較健康的方式，又能達到比較持續的減重效果。

健康的減重策略應該把焦點放在選擇正確的食物「類型」，而非

唯一會提高膽固醇的減肥法——低碳水化合物飲食

體重減輕會降低膽固醇值。平均而言，每減輕0.45公斤，血膽固醇值就會降低1點（也就是1毫克／公合），所以大部分的減重飲食法都會有助於降低血膽固醇值，可是低碳水化合物飲食法卻是一個例外。這個飲食法由於脂肪和膽固醇過高，每3位節食者就有1位的血膽固醇有上升的現象。有些人的血膽固醇值到最後急速飆漲，結果引發了嚴重的心臟病症狀。因此我們不應該嘗試任何低碳水化合物加高蛋白式飲食法。

食物的「分量」。當你身邊準備好正確的食物，熱量和分量都會自動落在控制範圍之內，因此也就能達到自然的減重效果。

有效的減重飲食法

　　2005年，我的研究團隊在測試了一種嶄新有力的減重策略後，發表了一項重要的調查結果。受試者是有中度到重度肥胖問題的女性，大部分受試者都試過各式各樣的減肥法：低卡路里飲食法、低碳水化合物飲食法、體重管理師（譯註：Weight Watchers，在美風行的減重計畫，強調對會員的個別輔導支持，以及卡路里計算）、高麗菜湯減肥法和幾乎其他所有市面上的飲食法。這些受試者和大多數人一樣，都覺得這些飲食法很難確實遵守，而且就算一開始有減輕體重，也很快就復胖了。我們的作法不一樣，本飲食法不包括卡路里計算，甚至不包括運動。為了達到研究目的，我們希望將飲食效果獨立出來。

　　受試者很快就減重成功了，而且大約1週減去0.45公斤，接下來每一週都以同樣的速度持續減輕。當我們用同樣的飲食法測試糖尿病患，我們發現仍然有相同的效果，在12週的實驗期間，受試者每一位平均減去7.3公斤。

　　這項飲食法為什麼會特別有效呢？

　　首先，我們要知道食物的熱量藏在哪裡。雞將多餘的熱量貯藏在雞脂肪裡；牛將多餘的熱量貯藏在牛脂肪裡；魚則將多餘的熱量貯藏在魚脂肪裡。**身體的脂肪——不管是在人類或是動物身上，都是負責儲存熱量的系統。**

　　如果你移除一支棒棒腿或一支雞翅的脂肪，然後把它送到實驗室分析，你會發現每1克的雞脂肪，有9卡路里的熱量，這是很高的數字，比每1克碳水化合物——像是米飯、豆子或甘薯——裡面澱粉的熱

量要高出1倍多。每1克碳水化合物只有4卡路里，這也難怪以米飯或其他植物性食品做主食的民族，身材通常都維持得比較清瘦。所有的亞洲國家和非洲鄉間，傳統的飲食基礎都是建立在米飯、其他穀類、根莖類蔬菜和各式各樣的豆科植物，這些食物不但令人有飽足感，且卡路里相對而言也比較低。

　　當然，在北美或是歐洲這些以肉食和乳製品為主的地區，情況就大不相同了。動物儲存熱量的脂肪正是存在於肉食和乳製品當中，這造成了隨處可見的體重問題。如果你想要避免攝取過多的卡路里，那麼只要避免攝取動物囤積在脂肪裡的高濃縮熱量，就能夠達到理想的效果。

　　因此，第一步驟就是要避免動物性產品。如果能做到這點，你就自然擺脫掉所有的動物性脂肪。

　　第二步驟是要將植物油的用量減到最低。豆類、穀類、蔬菜、水果和大部分其他植物性食品的脂肪含量都非常低。但是有幾樣例外：堅果、種子、橄欖、酪梨和一些大豆製品的脂肪含量非常高，所以你也要盡量減少食用這些食物。

　　你要特別提防炒菜用或沙拉醬汁裡面的植物油。有些人主張植物油比動物油健康，這在某方面看來是沒錯，植物油的確含有較低的飽和脂肪，而飽和脂肪會造成血膽固醇升高、提高乳癌風險並使胰島素阻抗更為嚴重。然而，若是針對體重問題而言，植物油和動物油基本上是一樣的——每1克植物油的熱量和動物油一樣都是9卡。

　　第三步驟是強調攝取高纖食物，例如糙米。這種穀類的外層覆蓋著一層薄薄的纖維，所以它的顏色是棕褐色。為了製造白米，製造商會將這層外殼碾去，但是如果穀類能保留完整的形式，那對健康比較有益。纖維以前也叫粗糧，會把胃的空間占滿，所以你在飯後自然會感到滿足。

4大飲食原則健康瘦

1. 避免動物性食品。若你完全不吃魚肉、雞肉、牛肉、乳製品和所有其他動物性產品，你就能將動物性脂肪攝取量降至零。在此同時，你自然就會用高纖食物來取代毫無纖維的動物性食品。
2. 將植物油用量減到最低。如果你廚房裡有一罐炒菜用油，請把它丟掉。有比油炒更簡單且更棒的烹調方式（請見第221頁）。另外要限制堅果、種子、橄欖、酪梨和全脂的大豆製品。
3. 多吃高纖食物。主食改吃豆子和其他豆科植物、蔬菜、水果和全穀類。
4. 為了攝取到完整營養，請每天服用一顆含量符合標準的綜合維他命。

如第4章所述，若在每天飲食中加入14克的纖維，總卡路里攝取量能減少10%。背後的道理其實非常簡單：高纖食物會快速占據胃的空間，你很快就會吃不下飯了。以前想減少熱量攝取，只能單純倚靠意志力，纖維卻能讓你自然而然地就少吃了很多。

最豐富的纖維來源是豆子、蔬菜、水果和全穀類。雖然早餐麥片的廣告總是大力宣揚穀類是最佳纖維來源，但你會發現，豆子和大部分蔬菜的纖維其實比穀類來得多。不管含量誰比較多，這些高纖食物都有助於增加你整體的纖維攝取量。每天纖維攝取量的目標至少是40克。但要注意一點：如果你平常沒有吃高纖食物的習慣，特別是豆類，請試著逐步增加攝取量，給腸胃一些時間適應。第9章將介紹一些避免消化道問題的技巧。

在下一章，我將教你利用快速纖維檢查表來檢查纖維攝取量。

讓我們做個結論：想要減輕體重，你必須排除動物性產品、限制植物油的使用量，並且攝取高纖食物。蔬菜、水果、全穀類和豆子完全符合這3項原則。

健康菜單的成果

現在你已大概知道盤裡要擺些什麼食物，因減重者所該做的飲食改變和糖尿病患幾乎一模一樣。早餐可能是先吃素香腸或素培根——用大豆或小麥做成的素肉，接下來再吃一大碗的燕麥粥，或是一些新

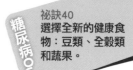

鮮水果。你必須拒絕培根、雞蛋和一般市售貝果，因為
一般貝果的纖維已經被去除了。

午餐可以是一份三明治，用黑麥吐司夾著番茄切片、生菜和即食
素肉片，通心粉沙拉亦可。

晚餐你不妨試試番茄湯或豌豆湯，再加一盤快炒蔬菜，也可以嘗
試用大塊蔬菜烤一個牧羊人派。這樣做就能避免動物性脂肪，吃進很
少的植物油，而且從健康的蔬菜中攝取到豐富的纖維。

講到兩餐之間的小點心，蘋果和香蕉就很符合我們的食物選擇標
準，而洋芋片或堅果的脂肪量則過高。你會在菜單和食譜部分看到更
多新鮮的點子。

范斯6個月就甩油17公斤

當范斯參與實驗計畫時，他希望將體重降至95到102公斤內。因
為他一開始是125公斤，所以不是那麼簡單，但他非常努力遵守本計
畫，完全不去擔心卡路里或食物分量，只是特別注重食物類型的選
擇。他吃的每一樣食物都是純素而且低脂，為了正確衡量飲食的療
效，他同意在前6個月不進行額外的運動計畫。

體重開始掉了下來。3個月後，他的體重已經變成114公斤，也就
是12週減去11公斤。朋友們都注意到他的轉變，很多人還問他減重的
祕密。6個月後，他的體重變成108公斤；14個月後，他的體重已經降
至98公斤。

不用計算卡路里，南西瘦了19公斤

南西一開始的體重是89公斤。她和范斯一樣都改變飲食，為了測

這些不是健康的食物

幾年前當我在做一項飲食和減重的研究的時候，我發現幾位受試者正大口享用著甘草扭扭糖（Twizzlers），那是一種紅色的糖果，形狀和甘草一般又長又捲。當我詢問為什麼他們要吃糖果，他們回答這產品符合低脂純素的標準。原來，在草莓甘草扭扭糖包裝紙上，就印著這樣一段可愛的廣告詞：

「你知道嗎？草莓扭扭糖是低脂糖果喲！你猜對了！你最愛的扭扭糖，從以前到現在都是低脂喲！成分完全相同，還是一樣好吃！」

你如果看看原料表就會發現成分的確完全相同：依舊是玉米糖漿、麵粉、砂糖、玉米澱粉、部分氫化大豆油脂和人造香料。它和其他糖果一樣，沒有一樣成分是身體所需的。這種食物因為沒有讓你飽足的纖維質，所以很容易就使你吃進太多的熱量。

如果你的架子上還有像甘草扭扭糖或其他類似的糖果，最好思考本計畫的第3項原則。我們選擇的食物，不只要是純素和低脂，還必須屬於低升糖指數。糖的熱量雖然低於脂肪，但是它所提供的熱量還是超出你的需要。

試光靠飲食轉變的功效，所以也維持和以前一樣的運動量。實驗3個月後，她減了6公斤；6個月後她減了11公斤；14個月後，她的體重已經降至近70公斤──即使不用計算卡路里也減了將近19公斤。

神奇的食物

這些簡單的食物卻有神奇的效果！它們不但幫助你減去飲食中好幾百卡的熱量，還引起細胞內部根本性的改變。

如同第2章所述，臨床研究顯示，這些食物能夠增加飯後熱量燃燒率──原因在於，隨著飲食的改變，你的胰島素感受性也增強了。也就是說，葡萄糖現在比較容易進入細胞被燃燒成熱量，而不會一直在血液裡循環。雖然飯後卡路里燃燒量不是特別高，但每餐過後可以持續燃燒約3小時，整體而言還是讓減重效果更勝一籌。

讓大腦感到飽足的「體積原則」

賓州大學的研究員芭芭拉‧羅茲（Barbara Rolls）博士提出了一種食慾控制的新方法，叫做「體積原則」。她的實驗在調查是什麼

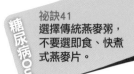

讓我們感到滿足，也就是我們吃完飯後會有飽足感的原因，此實驗並同時顯示要如何計畫飲食，以提早帶來吃飽的感覺。

結果相當令人驚訝。**讓我們放下筷子的不是吃進多少卡路里，也不是吃進幾克的碳水化合物或蛋白質。真正的決定因素是我們吃進食物的重量。**這就好像你的胃裡有一個磅秤，一旦它秤出了某個數值，它就會向大腦發出吃飽的訊號。

我們每天吃的食物總重量都差不多，如果你某日飲食的重量比平常輕一些，你的胃口就會引導你多吃一些。

這理論可以變成有效的減重策略：若你吃的食物含有許多水分，像是湯或水果，「胃裡的磅秤」就會感受到較大的重量，從而降低食慾。因為這些食物的重量大部分是來自水，而水又沒有熱量，因此能夠減少你一整天所攝取的總熱量。

羅茲醫師用「能量密度」來描述食物中的總熱量。水分很多的食物是屬於低能量密度，換句話說，每一克低能量密度食物中含有很少的卡路里。

如果我們應該挑選水分多的食物，有哪些是比較好的選擇呢？下面是一些建議：

- 湯：喝湯很容易飽，但是熱量通常很低。請選擇清澈的低鈉湯，避免有奶油的濃湯。
- 沙拉：在沙拉裡添加番茄、鷹嘴豆、小黃瓜、甜椒和其他蔬菜，就是一道低卡路里的正餐。請使用脫脂沾醬、檸檬汁或蘋果醋，避免使用一般含油的沾醬。
- 水果：蘋果、柳橙以及西洋梨，與其他水果相比較起來稍重，但是熱量更少。

- 蔬菜：幾乎任何一種蔬菜都是好選擇。在沙拉或砂鍋菜裡面添加大塊蔬菜會讓總體積變大。
- 豆子料理：可以是墨西哥式辣味燉豆子或砂鍋菜。
- 全穀類：米飯比米蛋糕好；義大利麵比麵包好。在這兩個例子中，前者主要是水，所以容易飽；後者有許多空氣，比較不容易飽。

在三餐中多添加上述這些食物能加快減重的速度，但有一個重要的前提：基於某種不知名的原因，**光喝水並不能降低食慾。胃在遇到沉重的食物時，會導致食慾消失，但它遇到水時，卻不會啟動這個機制。**

羅茲醫師用一項有趣的實驗來證明這個理論。在第1個實驗中，她邀請受試者先吃一點砂鍋菜當開胃菜，再測量他們午餐的食量。實驗結束，受試者在午餐時間平均攝取了400卡路里。第2次實驗加喝一杯水，結果卻發現，如果他們吃砂鍋菜當開胃菜時，順便多喝了一杯水，他們的午餐依舊是攝取了400卡路里。換句話說，額外喝一杯水並沒有什麼效果。然而，在第3個實驗，她把那杯水倒進砂鍋菜裡做成一碗湯，之後再測量受試者的熱量攝取，結果受試者午餐攝取的熱量竟不到300卡路里，那碗湯成功地誤導胃部去關閉食慾。

含水量高的食物對減重有益，但是其他食物可沒有那麼好——你最好遠離油脂或空氣含量高的食物。雖然高脂食物，像肉類、乳酪、洋芋片和洋蔥圈，也有令人飽足的作用，卻含有極高的熱量。你應該還記得，每1克脂肪有9卡。

空氣多的食物，像是吐司脆片、椒鹽脆餅和麵包，雖然熱量不是特別高，但是也不會讓你有飽足感。類似這樣的食物，即使吃進的分量再多，你還是不會有很飽的感覺。所以**控制食慾的關鍵在於挑選低熱量又容易飽的食物。**

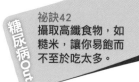

符合體積原則的食物

下面是一些小技巧，你可以用來降低食物的能量密度：

- 選擇新鮮水果或傳統燕麥粥當早餐。
- 沙拉中加進大塊蔬菜，用脫脂沾醬、檸檬汁或醋。
- 湯類的選擇以清湯為底的較佳，避免以鮮奶油為底的湯品。
- 在吃零嘴或甜點時，選擇新鮮水果，避免乾燥水果。記得水果比餅乾或椒鹽脆餅好。
- 在醬汁裡頭或披薩上面加進大塊的蔬菜，像是櫛瓜、南瓜、甜椒、洋蔥或茄子。

有一個簡單的方法可以檢查市售食品的能量密度：只要看看成分表即可。**如果食物每一分量的卡路里少於它的公克數，那就是一個好選擇。**例如，一罐黑豆上面的成分表可能是寫著每一分量有90卡路里，重量則是122

黑豆 營養成分表
分量大小：½杯（122克）
總分量數：約3½
每一分量含：卡路里90（來自脂肪的熱量5）

克。因為熱量少於重量，所以豆子是不錯的選擇，它屬於符合體積原則的食物。

一罐菠菜每一分量重115克，有30卡，也是體積原則的常勝軍。這些食物每一克的熱量都少於1卡，所以在攝取過多熱量之前，你就已經吃飽了。

那麼去皮雞胸肉呢？每一分量重100克，有173卡。不是一個好選擇，既不是純素，脂肪也不是特別低（有23%熱量是來自脂肪），每一分量的卡路里遠大於它的公克數。

一片麵包的分量為重32克，有80卡。雖然熱量不高，重量卻相當輕，所以很難令人產生飽足感。因為它的卡路里還是大於公克數，所以對減重不是特別有幫助。

我並不是建議你放棄本書其他原則而改採用體積原則。我的用意是要你在遵循我們3大原則之外，同時搭配使用體積原則，這樣你的新菜單會為你帶來更強大的減重效果。在挑選符合本書原則的食物之時，如果能同時考量體積原則，你將會找到最有飽足感而且熱量最低的食物。

最後再次強調，本原則重點在減少食物的能量密度，也就是藉由選擇天然含水量高的食物來達到迅速降低食慾的目的。

減肥停滯期怎麼辦？

每個人減重的速度都不一樣。以這份低脂純素飲食法來說，減重的速度大約是1週0.45公斤。連帶降低的是血膽固醇，每減輕0.45公斤，血膽固醇就會降低1毫克／公合。若加進運動的效果，減重速度還會加快，效果會依運動計畫的程度而定。

你也許會發現減到某一特定的體重時，會進入一段停滯期，然後在那段期間體重都減不下來。如果出現這樣的情形，你必須檢視一下自己的飲食，看看是否可以改變某些地方，例如完全避免一些隱藏在食物中的油脂，或是增加纖維的攝取量。

我們的身體似乎會依照飲食中的脂肪含量來決定何時該進入停滯期。也就是說，如果降低飲食中的脂肪攝取量，你的體重會降低一些，然後又進入停滯期。如果再一次降低飲食中的脂肪量，你會邁入下一個階段的停滯期。

增加纖維的攝取量也有類似的效果。現在，請利用快速纖維檢查

表（第139頁）來檢查一下你的一天纖維攝取量吧！如果你一天攝取纖維少於40克，不妨試著在飲食之中多添加一些蔬菜、水果和全穀類。你會發現，高纖維和低脂的相乘效果，將有助於甩掉多餘的體重。

不要急，慢慢來

假如你在這幾年體重緩緩上升，現在請讓它也緩緩下降，不要為了速效而故意餓肚子。如果你採取最佳飲食並配合規律運動，體重自然會下降。隨著時間一天天過去，你不但會變得更苗條，也會變得更健康——你的血膽固醇和血壓也會和血糖一起降低。

再次提醒你，一定要和醫師保持密切的聯繫，這樣在你重獲健康的同時，藥量也可以做適當的調整。

7 追蹤你的健康狀況

不只有血糖要注意

改善飲食和生活型態之後，你就不用鎮日為這些數字擔心惶恐，這些檢查都會變成例行公事——只是要確定一切都很健康。

　　本章我們將探討如何利用各種檢查來追蹤進展。第一項「血糖控制」尤其重要，但是仍請讀完本章，這有助於你依計畫循序漸進。我們會先討論血糖控制，接下來再研究其他追蹤進展的方法，例如檢查體重、血壓、眼睛和足部。

最重要的血糖控制

　　監控血糖對控制糖尿病來說非常重要。美國衡量葡萄糖的單位是「毫克／公合」，大部分其他國家則是採用「毫莫耳／公升」。

　　如果你有第一型糖尿病，還是正在使用胰島素治療第二型糖尿病或妊娠糖尿病，你1天應該至少測量3次血糖，或是依照醫師指示來進行測量。假如你是第二型糖尿病，且正在使用口服藥物，那麼

對你而言，並沒有所謂最佳測量頻率。然而，還是有一項通用法則：若是你有任何飲食、藥量、運動量或健康狀況上的改變，這時要更加密集測量。如果你的醫師還不曉得你將進行改變，現在該是告訴醫師的時候了。你也應該和醫師討論該如何處理血糖過高或過低的情形，因為當你開始進行健康的飲食，血糖數值很可能會快速下降。

如果你正在使用糖尿病藥物，特別是胰島素或激發身體釋放胰島素的藥物，那麼對你而言，規律的血糖檢測更形重要，原因在於這些強力的藥物有降低血糖的效果。由於你現在正開始進行一份新的強力飲食計畫，飲食療法和藥物療法（有時後再加上運動）的相乘效果，有可能讓血糖降得太低。

我知道你可能正在想什麼：那是不可能的事！如果醫師曾經說過你的血糖過高，現在當然很難想像它有可能會變太低，但是這的確有可能——強效飲食和藥物加在一起的效果可能相當驚人。事實上，你可能會因為血糖降到太低而發生顫抖或冒汗的現象（下面列有其他症狀），這叫做低血糖症。有些人若做了重大的飲食改變或是進行重度運動，可是並沒有同時減低藥量，有可能會因為血糖驟降至危險的程度而喪失意識，這雖然不是很常見，但有時候會發生。這就是為什麼一定要讓醫師知道你正在做什麼改變，這樣如果血糖突降，醫師才能幫助你調整藥量。

如果你尚未服用任何藥物，或是只有服用二甲二脈（藥品名：庫魯化）、thiazolidinedione類藥物如pioglitazone（藥品名：愛妥糖Actos）或rosiglitazone（藥品名：梵帝雅Avandia），應該比較不會發生低血糖症，但如果你使用的是下面任一種藥物，低血糖症出現的機率會變高。

• 胰島素（注射型、幫浦式或吸入式）

- 格力本（藥品名：Micronase、Glynase、DiaBeta或混合型藥物Glucovance）

- 格力匹來（藥品名：Glucotrol）

- glimepiride（藥品名：瑪爾胰）

- nateglinide（藥品名：使糖立釋）

- repaglinide（藥品名：Prandin）

　　這只是部分有可能會造成低血糖症的藥物，請向醫師請教你的藥物是否會造成低血糖症。發生低血糖症代表胰島素感受性增加，雖然是好消息，但也表示你現在使用的藥劑過強，所以應該立刻和醫師商討如何改變藥量。如果醫師已經決定停藥，那就比較不可能出現低血糖症。低血糖症的症狀包括：

- 顫抖
- 冒汗
- 飢餓
- 焦慮
- 無力感
- 心悸
- 頭昏目眩
- 嗜睡或神智迷糊
- 言語困難

　　如果你發生這些現象，請立刻檢查血糖。若你的血糖值降至70毫克／公合以下，或是低於醫師建議的範圍，你必須吃些東西來使血糖趕快上升。假如是在開車的時候發生這些症狀，那請立刻靠邊找個安全的位置停車。如果你暫時無法測量血糖或者不確定數值是否太低，

請假定它已經太低，立刻吃些東西——可以選擇葡萄糖錠。藥房都有販售葡萄糖錠，最好把它放在皮包或行李箱隨身攜帶，也可以放在車裡的小置物箱。若你的檢查數值顯示低血糖症，就必須服用15克的葡萄糖。如果你的葡萄糖錠一顆含有4克葡萄糖，請一次服用4顆。底下是一些其他不錯的建議：

- ½杯（約113克）水果汁
- ½杯（約113克）一般清涼飲料（非減重用）
- 5到6塊硬式糖果
- 1到2茶匙糖

15分鐘過後，請再次測量血糖。如果還是低於70毫克／公合，要再多吃一份。過了15分鐘，請再測量血糖。假如離正餐時間不到1小時，你可以直接吃正餐；如果離正餐時間還很久，就吃個點心。**記得隨身攜帶葡萄糖錠或快速提振精力的食物，以便應付緊急狀況，也可以配戴醫療辨識用手環。另外，運動時要特別注意血糖變動情形，因為運動會導致血糖降低。**

低血糖症也有可能在睡眠中發生，注意下面一些徵兆：

- 做噩夢或突然大叫

卡爾的低血糖症故事

卡爾已經持續5年使用二甲二脈和格力匹來，早上的空腹血糖值一直都處於120到125毫克／公合之間。他改變飲食，以期望能夠不用再服藥物。事實上，在他開始本計畫不久，血糖數值就開始降低。大概過了2週後，他的血糖值就降至100毫克／公合以下。卡爾很高興，因為這證明飲食改變果然有效。

1個月過後，他有個特別的經歷：大約早上10點鐘，他突然覺得異常飢餓。他原本食慾就都不錯，但是這種感覺卻和以前不一樣——他有一種想要狼吞虎嚥的感覺。接下來幾分鐘，他開始顫抖冒汗。他想：「沒錯，這就是他們警告我有可能發生的現象。」於是他馬上檢查血糖，發現數值是65毫克／公合，這比醫師容許的範圍低上了許多。他趕快喝了一杯柳橙汁並提早吃午餐。

之後他聯絡醫師，醫師把格力匹來的藥量降低。在接下來的數週，又發生數起類似的現象。最後醫師決定完全停藥。

最後卡爾早上的空腹血糖值都持續穩定在80到90毫克／公合之間。他不用再服用格力匹來，也沒有再發生過任何一次低血糖症。

• 發現睡衣或床單被汗沾濕

• 睡醒時感到特別累、迷糊或是易怒

　　如果發生這些現象，你可以自行檢查是否發生了夜間低血糖症。作法很簡單，只要把鬧鐘設定在2點或3點，然後連續幾晚在固定時間測量血糖，再把結果和醫師討論是否該作藥量調整。

　　發生低血糖症並不代表你的飲食有問題，正確說來，應該是你正在服用的藥物對你來說已經太強了。你應該和醫師連絡，他會幫你調整藥量，甚至停用一種或一種以上的藥劑。在發生低血糖症的當天，就要盡快連絡醫師，不要拖延就診的時間，因為如果沒有調整藥量，低血糖症很可能會再次發生。

　　追蹤血糖可以使用一本記錄本或像下面這一個表格：

血糖值						
日期	藥量	起床後	早餐	午餐	晚餐	睡前
			／	／	／	
			／	／	／	
			／	／	／	
			／	／	／	
			／	／	／	
			／	／	／	
			／	／	／	
			／	／	／	
			／	／	／	

注意：　在用餐前檢查血糖特別有幫助。在斜線左邊標記飯前血糖值，在斜線右邊標記飯後血糖值。

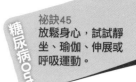

了解你的血糖值

血糖值有一點像股票市場：雖然一般都有固定的走勢，但有可能每天波動。某些狀況會引發血糖突然上升——任何疾病或感染都有可能使血糖驟升，甚至是輕微的上呼吸道感染或腳部擦傷；壓力也會使血糖上升，這是和壓力有關的荷爾蒙作用使然。

血糖上上下下是很正常的現象，可是如果你的血糖值每天都持續很高，那會導致糖化血色素上升，連帶會增加併發症的風險。美國糖尿病協會建議病患採用下面標準來衡量血糖。

• 空腹或飯前：90到130毫克／公合之間
• 飯後1至2小時：180毫克／公合以下
• 睡前：100到140毫克／公合之間

黎明現象和索莫奇效應（反彈性高血糖）

你有時候可能會感覺到很訝異，早上的血糖值竟然比睡前還要高，或是有時天未亮時先起床量了一次血糖，睡醒後發現血糖值比拂曉之際的數值還要高，好像睡回籠覺時竟發生血糖升高的現象。

為什麼會這樣？你猜錯了，這和你夢中的小糖果一點關係也沒有。事實在於，你的身體會一直監控並調整血液中的葡萄糖。葡萄糖對你身體的運作很重要，尤其是大腦，所以當血液中的葡萄糖有點太低時，身體會自動增加一些，清晨時，一般在5點到9點之間，荷爾蒙（人類生長激素、皮質醇【譯註：可體松】、兒茶酚胺）會促使肝臟釋放葡萄糖到血液之中，這些荷爾蒙也會干擾胰島素將葡萄糖從血液中移除的過程。這所謂的黎明現象會使血糖明顯升高。

使用長效型胰島素的人有時候會發生類似情形，可能半夜血糖突然掉得很低。譬如，假設你有一天忘記吃每晚固定的消夜，結果服用的胰島素會迫使血糖降得太低。和黎明現象一樣，你的荷爾蒙此時會試圖彌補過低的血糖，於是血糖值便會升高，這叫做索莫奇效應。它和黎明現象不同之處在於：它是由於半夜過低的血糖值造成的。

雖然你的身體能自己控制血糖，但這套系統並不是非常精確。不管你的身體如何努力維持血糖的穩定，高低起伏的現象還是會發生，而且有時候會出現無法解釋的波動。

糖化血色素

如第1章所述，衡量病況進展最主要的工具是糖化血色素。你必須每6個月檢查1次糖化血色素，但若是飲食、藥量、健康方面有變化或是前一次數值過高，就必須每3個月檢查1次。數值低代表進展不錯，你可以參考美國糖尿病協會所訂的標準——糖化血色素應該要低於7%，對有潛力再降低的人來說，應該要低於6%。很可惜的是，美國只有少數的糖尿病患能夠把糖化血色素降到7%以下。

一般的糖尿病口服藥劑平均只能降低糖化血色素1或少於1。飲食療法對糖化血色素的作用要視一些情況而定，像是你原本的血糖控制狀況、是否確實遵照飲食原則，以及減去多少體重。其他像運動、基因等等也都會影響數值。

在短期的研究實驗中，有些人在6個月內減少了3到4點，這是我們曾經看過的最大的變化幅度，發生於原本糖化血色素值就較高（像9或10）的人身上。如果原本糖化血色素值是7或8，那下降的幅度約為1至2點，此時若尚未達到正常範圍，而又再繼續減輕體重，數值有可能再降低。

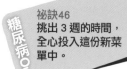

祕訣46
挑出 3 週的時間，
全心投入這份新菜
單中。

糖化血色素值愈高，罹患循環系統疾病的風險也就
愈大。證據顯示，維持較低的糖化血色素對眼睛和腎臟
健康有幫助，且可以避免產生神經方面的症狀。

就心臟健康而言，糖化血色素值若增加1（從7到8或從8到9），
代表未來10年發生心臟問題的風險會升高20%。換句話說，假使原本
你在未來10年發生心臟病的機率是10%，而糖化血色素值在這10年間
又沒有下降，那風險會變成12%。如果糖化血色素值增加2，那風險會
變成14%，以此類推。

這些統計數字告訴我們糖化血色素值很重要，我們要盡可能把它
降低到健康值。然而，糖化血色素值並非健康唯一的關鍵。為了防止
糖尿病損害心臟和血管，你還必須密切注意血壓、血膽固醇和體重。
醫師能夠和你一起追蹤這些數據，這也是他應盡的責任。

果糖胺

果糖胺是衡量血糖控制的中期指標。糖化血色素反映你在前8至
12週的血糖控制狀況，而果糖胺是反映你在前3週的狀況。和一般血
糖檢測或糖化血色素比起來，醫師比較少用果糖胺來做依據。但是假
如你近期內一直更改藥量，醫師有可能就需要靠果糖胺來做判斷。

血膽固醇

你的醫師會至少1年定期檢查1次你的血膽固醇。如第12章所述，
血膽固醇過高會傷害心臟、主要血管以及眼睛和腎臟的細緻血管。下
面是正常的數值：

• 總膽固醇值：根據美國政府的「國家膽固醇教育計畫」，總膽固醇

值應該在200毫克／公合以下，但是我建議你訂的目標，遠比這個數值還低了許多。首要的原因是，美國人平均的總膽固醇值為205毫克／公合，卻有半數的美國人死於心臟病，所以你當然不會希望自己的總膽固醇值接近美國人的平均值，最好能夠遠低於這個數字。從大型的人口研究中顯示，除非數值已經低於150毫克／公合，不然在一般的情況下，**總膽固醇值愈低，罹患心臟病的風險也愈低。我的建議是把目標訂於150毫克／公合，因為「官方」建議的數字實在太過消極。**

- 低密度脂蛋白：低密度脂蛋白也常被稱作壞膽固醇，因為它不僅會提高心臟病，還會升高其他血管併發症的風險。根據美國政府的建議，如果你有糖尿病，壞膽固醇應該要低於100毫克／公合，而現在有很多科學家希望能改採比較嚴格的標準，包括將高危險群的目標改為70毫克／公合。有些權威學者甚至認為，不管你一開始的數值是多少，你都應該將壞膽固醇降低30%到40%。隨著壞膽固醇下降，你的心臟病風險也跟著降低，除非你的數值已經低於40毫克／公合。

- 高密度脂蛋白：高密度脂蛋白也叫好膽固醇，因它會將膽固醇帶離人體。一般說來，好膽固醇值愈高愈好。目前女性的好膽固醇建議值為55毫克／公合以上；男性的則為45毫克／公合以上。然而，有些醫師判斷的依據是好膽固醇占總膽固醇的比率，用這樣的角度看來，好膽固醇值必須至少占總膽固醇值的⅓。例如，假設你的總膽固醇值是150，健康的好膽固醇值應該要50以上。對許多採取健康飲食的人來說，這種判斷數值的方式較有意義，因為他們的膽固醇值，不論好壞都很低。

- 三酸甘油酯：三酸甘油酯是血液中微小的脂肪碎粒，正常的三酸甘油酯數值為150毫克／公合以下。

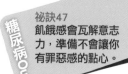

祕訣47
飢餓感會瓦解意志
力，準備不會讓你
有罪惡感的點心。

檢查你的腎臟健康

　　因為你的腎臟很容易被糖尿病影響，醫師會至少1年做1次尿液
檢查來衡量腎臟的健康狀況。檢驗的目的是在判斷蛋白質是否從腎臟
流失，特別是一種蛋白質分子叫做白蛋白。白蛋白本身並不是特別重
要，重要的是它在尿液中出現——這顯示出腎臟已經受到糖尿病的影
響，無法將白蛋白保留住。在24小時內，腎臟若是流失掉超過30毫克
的白蛋白，就是不正常的現象。醫師也會檢查你的肌酸酐值來藉此估
計腎絲球濾過率，他會為你解讀檢測的結果。若要更了解影響腎臟健
康的因素，請參考第13章。

其他常規生化檢驗

　　你的醫師可能還會做一些其他測試來追蹤你的進展，以下是2項
常用的檢查：

• 完整血球數值（CBC）：這項測試顯示你的血液細胞狀態。許多糖
　尿病人會產生貧血，也就是他們的紅血球數量太少。醫師可以藉由
　完整血球數值來檢查紅血球的數量，和其他血液細胞狀態。如果你
　的血液細胞數量太少，醫師會進一步檢查原因，有可能是許多因素
　造成的，像是腎臟病、缺鐵、藥物或不正常的出血等等。

• 血液生化檢查：常規血液生化檢查有許多別名，它是用來評估整體
　的健康狀況，特別著重在腎臟和肝臟的狀況。醫師也可以藉由檢查
　結果來判斷藥物是否對身體產生不良的副作用。

　　即使有一項生化檢查不合標準，也不用因此感到絕望，這只代表
你必須採取行動來解決問題。你應該採用最完美的飲食法，並和醫師
合作設計一套追蹤健康計畫效果的策略。

檢視你的飲食

現在換個話題，讓我們檢查一下你的飲食和整體健康狀況。首先，讓我們確定你的飲食有依照計畫的原則：

- 你的食物是純素嗎？若盤子裡沒有任何動物性產品，連一丁點魚肉、脫脂乳和蛋白都沒有，那你的飲食應該就符合標準。如果你挑對食物，那應該是零動物性脂肪、零膽固醇和零動物性蛋白質。菜單以植物性食物為基礎，不但高纖，而且富含植物王國所帶來的健康養分。假如你忘記為何要採取這種飲食方法，請參閱第4章。
- 你是否都吃低脂餐？一定要確實把脂肪和油脂用量減到最低。請注意堅果和堅果產品。
- 你的食物是否屬於低升糖指數？主要的問題食物是砂糖、玉米糖漿（加工食品裡常見的甜味劑）、白麵包或全麥麵包（改吃黑麥或德式裸麥麵包）和烤馬鈴薯（改吃甘薯和番薯）。

快速纖維檢查

快速纖維檢查可以作為你衡量身體進展的工具之一，這是個方便的小工具，我建議你在開始這項新的飲食計畫之際，每週做個快速纖維檢查。這個計分方法簡單易學，你能夠快速衡量纖維含量，所以超市裡面幾乎任何一項產品都難不了你。你也可以檢查每日的菜單裡面是否有足夠的纖維量，不但不會花太久的時間，而且還能夠確保你有足夠的攝取量。

首先，在下面這張表記錄下你一整天所有吃的食物和喝的飲料。我會解釋纖維欄的填法。

**糖尿病
有救了**

你今天吃了多少纖維質？

食物名稱（一格一項食物，或一項成分）　　　　　　　　纖維

　　　　　　　　　　　　　　　　　　　　　　　總計：_____

接著，在食物旁寫下纖維的分數並統計總分，計分法如下：

食物種類	分數	分量
豆子	7分	每1份豆子或扁豆（每1分量等於½杯），或每1分量含有豆子或扁豆的食物
	3分	1杯豆奶或½杯豆腐（都由黃豆製成）

食物種類	分數	分量
蔬菜	4分	每1份蔬菜（每1分量等於1杯）
	2分	生菜1杯
	4分	帶皮的馬鈴薯
	2分	不帶皮的馬鈴薯
水果	3分	1份中型的水果（例如蘋果、柳橙或香蕉，1杯蘋果醬，1杯香蕉冰沙）
	1分	1杯果汁
穀類	1分	1份白麵包、貝果或同等食物
	2分	全穀麵包或1杯煮好的義大利麵
	1分	1杯白米
	3分	1杯糙米
	4分	1杯煮好的傳統燕麥粥
	3分	1杯即食的燕麥片
	1分	1杯過度加工又添加色素的麥片
	8分	1杯麥麩片
蘇打飲料、水	0分	

60秒解讀你的纖維素分數

- 少於20分：你需要增加飲食中的纖維量。如果保持同樣的攝取量，那你會很難控制食慾，而且可能偶爾會便祕。增加纖維攝取會壓抑食慾並降低許多健康發生問題的風險。
- 20～39分：你飲食中的纖維已經勝過一般西方國家人民的攝取量。

但是如果再多添加一些，會發現比較容易有飽足感，也就能減低熱量的攝取。

- 40以上：恭喜！你的飲食中有足夠的健康纖維來控制食慾並保持健康。纖維也減低了罹患許多疾病的風險，像是癌症、心臟病、糖尿病和消化道問題。

檢查你的體重

處理糖尿病時，減輕的體重總值是最能預測你是否成功的指標。請利用第6章列舉的策略來減重，下面是一些追蹤進展的小技巧：

- 首先，記錄體重。有些過重的人已經好幾年沒碰磅秤了，假如你就是其中之一，請再次站上磅秤。你一定要曉得自己的體重是否正慢慢減輕，如果沒有的話，就是改變策略的時候了——這通常代表你需要調整飲食內容。減重有時候很困難，基因的確也有一些影響，可是飲食卻在你的掌控之內。
- 每次測量都用一樣的磅秤。不同的磅秤有時數值會差很多。
- 每天在同一時間測量。一天當中的體重會隨著食物和水分的攝取而升高或降低；通常晚上會比白天重一些。
- 在衡量減重是否成功的時候，可以用1週減0.45公斤作為健康的目標。如果採取本書的飲食法，沒有特別做一些激烈的運動，那這大概是你可以預期達到的成效。速度若是比這個目標慢一點也沒有關係，只要體重有持續下降即可。
- 不要只仰賴運動來減重。健康的飲食改變可以很輕易地為你減去飲食中300到400的卡路里；單靠運動想消耗掉這麼多的熱量，卻得走路或慢跑4.8到6.4公里。運動很重要，但還是無法替代飲食地位。

追蹤血壓

維持健康的血壓相當重要。你可以想見，動脈裡的血壓上升不但會傷害動脈本身，還會殃及心臟、眼睛、腎臟和神經。血壓過高的時間愈久，造成的損害也愈嚴重。

有時候情況恰好相反：血壓過高的問題反而是腎臟造成的。腎功能不全會導致血壓上升，這是因為腎臟能夠調節血壓。如果腎臟被糖尿病所影響，有可能就會喪失部分控制血壓的功能。

第12章會介紹飲食如何影響血壓，現在請設定下面的目標。

正常的血壓應該低於120／80毫米汞柱（mmHg），但對糖尿病患而言，醫師會將數值調為130／80毫米汞柱，如果牽涉到腎臟問題或其他併發症，目標會嚴格些，約為125／75毫米汞柱。

請定期測量血壓。假如不在正常範圍，請檢視自己的飲食內容，並和醫師商討是否該加入其他治療方式。

檢查眼睛

至少每年請眼科醫師為你檢查一次眼睛是否有發生視網膜病變。這種眼睛的病變是一般醫師拿檢目鏡檢查不到的，驗光配鏡時也無法發現。如果發現視力有任何改變，一定要去尋求眼科醫師的協助。

如果你有抽菸，務必告訴醫師。沒錯，醫師會教訓你一下，但是若你還一直在抽菸，現在還是乖乖聽訓吧！

檢查足部

足部問題對糖尿病患而言很常見。如果沒有好好控制住血糖，

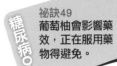

祕訣49
葡萄柚會影響藥
效，正在服用藥
物得避免。

你很有可能會出現神經病變——神經受到損害——這會
導致你對足部的小傷渾然不覺。傷口的癒合速度也會變
慢。小傷口可能會惡化或是受到感染。

　　基於這個原因，你不但必須遵照本書原則來改善飲食，也要請醫
師1年至少為你做1次足部檢查。醫師檢驗的方式包括用尼龍纖維來評
估你的輕度觸碰覺，以及用音叉來測量你的振動感覺閾值；醫師也會
詳細檢查皮膚上的傷口。在喬治華盛頓大學工作的護士瑪麗・艾倫・
沃夫（Mary Ellen Wolfe）提供了一個很有用的建議：每次找醫師看診
時，都把鞋襪脫下來，這樣醫師絕對不會忘記檢查你的足部。

保持健康

　　不管你的健康狀況如何，都要隨時注意血糖值、糖化血色素和血
膽固醇值，當然也不能忽略體重變化，以及眼睛和足部的健康。我的
目標是：改善飲食和生活型態之後，你就不用鎮日為這些數字擔心惶
恐，這些檢查都會變成例行公事——只是要確定一切都很健康而已。

8 隨時隨地享受新美食

6大場景教你簡單健康吃

就算有一間便利商店賣不健康的食物，你一定會發現另一
間超市裡面的健康食品愈來愈多。

　　想在不完美的世界裡追尋完美飲食並不容易，有時候你賴以為生
的——餐廳、飛機、同事，或甚至你的家人——會對健康食物一無所
知或了無興趣。本章即是為了這些狀況而設計。我會討論如何面對在
外用餐、旅行、社交場合和醫師合作，以及和家人應對的問題。當上
天投出一顆變化球，我會教你如何接招。

輕輕鬆鬆上館子

　　在外用餐是生活的一部分，況且你應該有權和朋友或摯愛進城享
受一頓晚餐，而不會影響到健康飲食計畫。還好現在許多餐廳的菜單
都提供很多健康的餐點，只是可惜還是有些餐廳沒有太多的選擇性。
外食成功的關鍵，通常在於餐廳及菜色的選擇是否正確，下面是一些
小技巧：

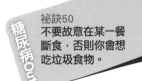

祕訣1　異國風料理

在地中海的國家、亞洲、非洲和拉丁美洲，他們傳統的主食是穀類、蔬菜、豆類和水果。可想而知，這些地區的糖尿病發生機率比北美和西歐低很多。若是你懂得擷取這些料理中的精華，在外用餐將會是一場美味又健康的盛宴。

義大利餐廳現在到處都是。餐廳很樂意提供許多健康的料理，像番茄紅醬義大利麵、時蔬豆子湯、豆子義大利麵濃湯、沙拉、蔬菜番茄披薩、燒烤綠花椰菜和清蒸菠菜等等。這些餐點通常是現點現做，所以對廚師來說，要將油量減到最低，或不加乳酪，都輕而易舉。

墨西哥餐廳現在遍布北美洲每一個角落，店裡供應豆泥或蔬菜捲餅、米飯和沙拉。大部分的餐廳都不再用豬油來做豆泥，也很樂意不加乳酪。如果想要配料，可以加上莎莎醬。

拉丁美洲的料理也很多樣化。古巴和巴西餐廳提供黑豆餐點、米飯、南美大蕉、沙拉、番茄莎莎醬和其他健康佳餚。

中國餐廳會先送上小菜，像是蔬菜春捲、蔬菜鍋貼和各種健康的湯品，請選擇清蒸非油炸的種類。點菜時避免肉類餐點，最好立刻翻到蔬菜料理的那一頁，通常都有好長一列蔬菜餐點可供選擇，如豆腐料理、四季豆、綠花椰菜、菠菜和其他健康的食材。中國餐廳和一般外食的陷阱在於廚師對油脂用量毫無限制，最好請廚師將油量減至最低，並且搭配食用米飯，糙米更佳。

日本餐廳是健康飲食中的上上選。壽司師傅善於將簡單的食材變成味覺上的饗宴，像是紅蘿蔔、小黃瓜、白蘿蔔和甘薯等等。食用壽司時可佐以味噌湯、沙拉、海藻和其他小菜。

泰國和越南餐廳提供許多蔬菜料理，包括米飯、軟式麵條、青菜和豆腐，並附有美味的醬汁來調味。

印度餐廳則是良莠不齊。雖然許多印度人崇尚素食料理，而且印度本身也有悠久的素食傳統，但因為他們基本上並不限制油脂和乳製品，所以還是屬於健康飲食的禁區。你最好選擇湯品、飯類餐點和油量最少的蔬菜咖哩。

衣索比亞餐廳在東岸的大城市很常見。因為衣索比亞的宗教團體在一年中的某段期間會遵循純素飲食，餐廳會供應許多用鷹嘴豆、豌豆、扁豆、四季豆、甜椒和其他美味香料做成的料理。他們會很樂意將所有純素的料理全部擺在一個大盤子裡，作為一份很棒的晚餐。

美式餐廳、家庭式餐廳，甚至牛排屋，都設有沙拉吧台並供應蔬菜餐點。很多餐廳菜單上並未註明提供義大利麵，但其實都有供應。

祕訣2　大膽說出你的需求

如果菜單上找不到你要的餐點，不要害怕提出請求。很多餐廳老闆願意將菜單上的餐點做一些變化來因應客人特別的需求。不論你是希望沙拉裡沒有乳酪或培根片，還是想要點一道蔬菜拼盤，或是希望將肉醬麵改成番茄醬麵，都可以放膽提出要求。這樣一來，你不但能享用到更棒的餐點，同時你也讓餐廳的管理階層更懂得如何接待有類似要求的客人。

之前曾經提過，一般餐廳的廚房通常都使用過多油脂，所以應該要向服務生說明你希望的調理方式，並請廚師將油脂用量減到最低。義大利餐廳通常會用油來炒菠菜和綠花椰菜，但你可以要求改用清蒸的方式調理。亞洲的蔬菜料理也可以比照辦理。

醬汁和調味料都可以請廚師另外放在餐點旁邊，不要直接倒進去菜裡。其他像麵醬、沙拉醬汁、亞洲料理的褐色醬汁、三明治抹醬與其他類似醬汁，都可以有需要再酌量添加。

盡量勇敢提出要求，你絕對不會後悔！

如何在速食店裡健康吃？

當你的首要任務是吃健康餐時，沒有人會想到速食。然而就實際情況而言，現在這些大型速食連鎖店其實也發現了健康食品的龐大商機，你愈來愈有機會在他們的菜單上找到符合健康標準的餐點。

像塔可鐘（Taco Bell's）的豆泥捲餅，若不加乳酪，不但低脂且完全純素。你也可以另外添加番茄、生菜或墨西哥加拉潘辣椒。

漢堡王有供應一種素漢堡，脂肪含量比店裡一般的三明治要少很多，他們也會樂意賣你一塊素華堡，裡面只是沒有肉排，但包含其他全部應有的配料。其他像美國三明治店Subway的素食蔬菜堡和溫蒂漢堡的田園口袋餅（不加沾醬）也都是不錯的選擇。

丹尼餐廳有供應素漢堡。大部分的家庭式餐廳都有提供許多以素食為主的小菜，隨意組合就能成為一道很棒的蔬菜總匯拼盤。

有些速食餐廳設有沙拉吧台。只要在盤子裡面放一些鷹嘴豆、三色豆沙拉、聖女小番茄和切片蔬菜，簡單的沙拉就變成豐盛的一餐。

同樣的道理，想吃到健康食物的方法之一，就是光顧一家大型超市的沙拉吧台，那裡健康的食物唾手可得。

南西和范斯的美好經驗談

南西以前經常和喜愛在外享用美食的朋友一起吃飯，我鼓勵她多選擇異國料理──例如中式、日式、義大利式或泰式。很可惜的是，她的朋友對這些餐廳比較沒興趣，而且因為知道南西只願意吃健康的食物，他們甚至覺得有點不自在。

當要和朋友聚餐的時候，若是那間餐廳的菜單比較沒有彈性，她就會在出發前先吃個點心，這樣到達餐廳時才不會太過飢餓。在冬天的假期，假如要參加各自帶菜的聚會，她就會主動提供一份水果蔬菜拼盤。

　　在一趟冰島之旅，她在行李裡面裝了一些格蘭諾拉燕麥棒和無菌包裝的豆奶，以備不時之需。最後還是順利撐過來了。

　　她說：「有時仍然會禁不起誘惑，特別當我壓力太大或過分勞累之時，但最後我還是說服自己不可以投降。」

　　她覺得應該要認清事情的輕重緩急：「你要決定什麼對你來說最重要。我不想承受疾病帶來的痛苦，當初只是單純想阻止病情惡化，壓根沒想過要逆轉病情，但我現在卻變成這個計畫的活廣告。愈來愈多人問我是怎麼辦到的，我大概已詳細描述給40個人聽過了。」

　　當范斯在外用餐時，他會選擇素漢堡、清蒸新鮮蔬菜，以及沒有添加乳酪和油脂的義大利麵。運動場所是最大的挑戰，他說：「我很喜歡去看棒球賽或足球賽，可是球場只供應薯條、熱狗和碳酸飲料。如果可以自備一份健康的食物，即使是紅蘿蔔軟條加一罐水也好，可惜通常球場規定不能自行帶食物入場。所以一開始我就只吃些椒鹽捲餅、爆米花和Crystal Light清涼飲料。有一次在西雅圖的球場，我聞到炸魚和薯條的味道，那真是令人難以抗拒。」

　　現在素熱狗和素漢堡總算拯救了范斯。雖然那些不算什麼極致的美食，但和以前球場供應的食物比起來，已經要算是極大的進步，而且愈來愈多的球場都開始販售這類素食。

旅行也可以超Easy

　　不管你是採取哪一種飲食方式，旅行的時候總是會面臨一大挑

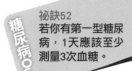
戰。下面的一些方法可以幫助你在旅行的時候不要偏離
計畫。

- 慎選餐廳：非素食的餐廳裡其實也有許多純素餐飲可供選擇，特別
  是異國料理餐廳，甚至一些速食店也有供應。你也可以上網查詢目
  的地的素食或純素餐廳，有個網站叫做快樂牛的素食導遊（Happy
  Cow's Vegetarain Guide），就列出餐廳的地點，但去之前要先打電
  話確認，餐廳說不定已經不在了。然而沒有必要局限在這些純素餐
  廳，大部分供應外食的地點應該要能配合你做調整。
- 上飛機之前：當你在預定長程班機之時（最快在出發前48小時），
  可以先預訂一份純素餐。你不但可以吃到健康的食物，通常還會最
  先被供餐。如果是搭乘國內線班機，現在大部分航空公司已經沒有
  提供什麼餐飲了，你最好先在健康食品店或超市買個好攜帶的小點
  心。即食素肉片很適合拿來夾三明治，而且不大容易壞；小包裝的
  豆奶和米漿不需要冷藏。只要準備一盒鷹嘴豆泥加口袋餅、幾片新
  鮮水果、幾片迷你紅蘿蔔、即食湯杯（空服員會樂意提供熱水）或
  一份易開罐鷹嘴豆，這些食物將會成為你的救星。

聚會Party的同樂餐飲

　　在聚會裡要堅持飲食計畫非常不簡單，即使你心知肚明今天若是
犯戒，明天絕對會後悔，還是很難控制自己。若事前毫無準備就參加
派對，現場一定不會有你能吃的食物。如果能夠事先計畫，不但能與
朋友同慶，也不必放棄原先既定的飲食計畫。下面是一些建議：

- 自願提供一道健康的餐點：假設朋友邀你共進晚餐，但你完全不曉

得會有什麼餐點，我建議你可以這樣做。當收到邀請之後，請盡快讓朋友知道你目前已經改變了飲食習慣，而你不希望給他們增添麻煩。你可以說自己想要帶一份食物，像是低脂鷹嘴豆泥或是一道異國水果沙拉。我敢打包票你朋友一定會說：「別擔心，你什麼都不用帶，我們有準備了許多食物。」但是，不管他們心裡到底是怎麼想，你已經盡到事先告知的義務，也沒有冒犯到主人。如果你不大想讓朋友知道你的處境，請換個角度想，假使朋友到最後才發現他們沒有準備你能吃的東西，一定會覺得很不好意思。更何況，你有可能發現其他朋友——甚至包括主人——也正在做飲食改變。

• 帶一份健康的禮物：不要和大家一樣帶一瓶酒，可以改帶一份健康的禮物，像是一籃水果、一條手工德式裸麥麵包或一份健康的派對專用沾醬（這些在健康食品店都有賣）。這不但會使主人很開心，你也保證不用餓肚子。

• 不要空肚子到聚會：若你到達現場時非常飢餓，會很容易被一盤盤不健康的食物吸引。只要出發前先吃些東西，應該就沒問題了。

• 帶一個盤子去：如果你在聚會時空著手，就等於在邀請別人送上食物。自己帶一個盤子，裡面擺一些生鮮蔬菜或一點麵包，這樣就沒有人會想要送上你不想吃的食物。

悠遊於醫師的診間

醫療行為要算是一種合作關係：和醫師要密切合作，才能找出最符合個人需要的醫療方式。尤其當你進行飲食改變時，這層醫病關係更形重要。事實上，因為你的糖尿病可能已經逐漸改善，藥量也要隨之進行調整。

有些醫師很難連絡得上，而且就算他坐在你面前，並不代表他就

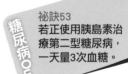

願意和你討論營養。有些醫師不想聊這個話題，有些醫師營養觀念早已過時，還有些抱持著未經證實的理論。

我建議你借這本書給醫師，在第14章部分用標籤做個記號。那一章是特別為醫師所設計，內含本書飲食原則的科學原理和證據，以及他們會遇到的狀況。

為了協助醫師，應該做一位盡責的病人。也就是說，你要聽從醫師的建議（但他的意見必須中肯且獲得你的認同）、讓他知道你的進展、血糖值降至70毫克／公合以下（或以醫師設定的標準為主）時要立刻通知他，並確實服用綜合維他命，這樣他才不會擔心你出現缺乏某些維生素的症狀。事實上，純素飲食所帶來的營養更勝於雜食性飲食，但醫學知識豐富的醫師還是會希望確保你有攝取足夠的維生素B12。只要服用綜合維他命就能輕易解決此問題。

在大部分的情況下，醫師都會樂見病人改善飲食，若是再看到你的體重改變以及血液檢查結果，他們會更感欣慰。

一位我們的研究參與者原本以為醫師會對他的計畫抱持懷疑的態度，因為他們平常約診時都只討論血液檢查結果和用藥問題。然而，當告訴醫師他開始純素的飲食計畫時，醫師卻很高興，這讓他大感意外。醫師說：「純素飲食也許會對你有很大的幫助。」結果正如預期。在6個月內，他減輕了近14公斤。原本需要服用兩種糖尿病藥，現在只需一種，而且一週比一週更進步。他的醫師雖然沒有受過正式的營養教育，但因為她親眼看到成果，所以足以確認純素飲食的療效。現在她對其他糖尿病人也推薦一樣的飲食方式。

尋求朋友和家人的協助

有時候朋友或家人會幫助我們維持健康計畫。當我們不是很熱衷

運動時，他們會從旁鼓勵我們，甚至加入運動的行列；當我們快要無法克制對垃圾食物的渴望時，他們會適時堅定我們的決心。

改善飲食就像戒菸或改掉壞習慣一樣，需要家人的大力支持。有時候，不管是無心或是有意，身旁親愛的人並非那麼支持我們。他們也許是因為不曉得錯誤飲食帶來的危機，也或許他們其實早就知道，卻沒有辦法戒除自己的壞習慣……他們甚至可能會故意破壞你所做的努力。

如果問題只是在於他們對健康飲食認識不足，請將這本書借給他們。如果他們不是很愛念書，試試這個小技巧：翻到本書你認為會引發他們興趣的那一頁，在那裡貼個標籤或夾書籤。他們會被那一部分吸引，而一旦他們開始念，很可能就會一直念下去。

如果家人拿你的飲食開玩笑，請提醒他們健康對你真的很重要。可以這樣解釋給他們聽：身邊若有不健康的食物，你會難以執行計畫，而且你真的很需要他們的幫忙。當然最理想情況是他們一同加入這項新的健康飲食計畫。假如他們真的無法改變，那麼至少要把各自的食物分開，而且他們不能故意拿不健康的食物挖苦或引誘你。

為全家準備健康食物

如果你負責為全家準備三餐，但他們卻排斥新食物，請別絕望，懷疑新東西是一般人的天性。請還是提供健康的食物，可是不要強迫他們，通常你要多試幾次，他們才有可能喜歡新東西。

我建議你不要自己吃健康的食物，卻給家人吃沒那麼健康的餐點。有些人正是這樣做，因為他們認為自己無力改變別人的壞習慣。請記得，介紹健康食物給家人不但能為你帶來重要的支持力量，你的摯愛也會受益於這份飲食。

最佳的情況是全家都決定一起改變。為了健康著想，沒有人該吃動物性產品、高脂食物或甜食。沒錯，這些食物在現代社會裡隨處可見，但這些食物導致北美社會爆發了這麼多「流行」病：過度肥胖、心臟病、癌症以及種種健康問題（當所有家人一起做相同的飲食改變時，一家大小都能得到相同的益處）。

若你要讓家人不再抗拒新食物，可以邀他們和你一起做個短期的飲食嘗試。告訴他們你只是想用3週的時間試試看，希望和他們一起進行這項新的健康飲食方式——大部分的人都願意做短期的嘗試。3個禮拜過去以後，他們不但能找出自己愛吃的食物，而且還會想要進一步探索。

當給小孩介紹健康食物時，最好是用簡單而熟悉的東西。有些小孩對異國蔬菜沒興趣，卻會想吃玉米、四季豆、紅蘿蔔和豌豆。如果小孩不願意嘗試新食物，請勿為此而爭吵。有時候改變食物的形態會有很大的幫助：不喜歡熟菠菜質感的小孩可能會喜歡吃沙拉裡面的新鮮菠菜；清蒸白綠花椰菜也許看起來不大可口，若切小片放在湯裡煮，小孩可能就會接受；小朋友也許不會想吃烤扁豆糕，但他們應該會喜歡素漢堡、素熱狗和夾著即食素肉片的三明治。

如果讓小孩有選擇的機會的話，他們會更容易接受。譬如，你可以問小孩想選擇烤豆子還是扁豆湯；問他們想把素漢堡切一半，還是切成¼——重點是**給小孩有掌握權的感覺，但是其實全部都是健康的選擇**。

在某些家庭裡，食物是愛的象徵。父母拼命塞給小孩一堆餅乾和令人垂涎的甜點，好像父母之愛是用卡路里的多寡來衡量的。不管你的動機為何，這樣做一點好處也沒有。請用其他方式來表現你的愛，像是念故事書給小孩聽、牽手散步或一起去外面看場電影，你永遠不愁找不到有意義的禮物。

在不健康的世界找尋健康食物

　　如果外星人來到地球，大概完全感覺不出現代文明對健康飲食有絲毫興趣。速食餐廳和一般餐廳都供應許多高脂和高膽固醇的食物，健康的選擇少之又少。電視頻道不停播放一個又一個不健康的零嘴廣告，便利商店和零嘴販賣機提供許多你不要的東西，但是你真正需要的食物卻少得可憐。有時候，你會覺得自己好像變成一個決定戒菸的人，但卻被困在一間提供免費香菸的酒吧，實在是身不由己。

　　這樣想的確沒什麼錯，只是其實你還是有許多健康的選擇。就算有一間便利商店賣不健康的食物，你一定會發現另一間超市裡面的健康食品愈來愈多；就算有一間餐廳拒絕提供有健康意識的餐點，你一定找得到更多有健康選擇的餐廳。況且現在坊間以健康為取向的烹飪書真是令人目不暇給，若你想要吃健康餐，現在真是前所未有的大好時機。即使家人和朋友沒有採取健康飲食，他們也都明白應該要給你支持才對。

⑨ Q&A突破你的瓶頸

解決疑難雜症不灰心

有些食物會像毒品一樣引起生化反應，讓你上癮！

你的全新飲食計畫進行得如何？是否逐漸達到減重的目標？你的血糖值和糖化血色素是否慢慢下降？你的血膽固醇值改善了嗎？不管你遇到任何瓶頸，本章正是要處理這一些常見的問題。

瘦不下來怎麼辦？

一般來說，使用低脂純素飲食法的人都很容易減輕體重。在我們的研究實驗中，平均減重速度是1週0.45公斤。有些人稍快些，有些則慢一點，但1週0.45公斤算是很不錯的速度。如果以一年來看，總成果就相當驚人，特別是此飲食法並非依靠限制熱量攝取，你不會再忽胖忽瘦。這不是一種只有短暫效果，或用挨餓來變瘦的減重法，因為不用餓肚子，所以也不會暴飲暴食。你能夠預期體重逐漸減輕到健康的數值。有時減重好比在追蹤股票市場，雖然有高低起伏，但還是有清楚的走勢。如果體重一直沒有降下來，可以採取下列步驟：

請不要給自己找藉口

有時候無法減重的人會喜歡把問題歸咎於基因、缺乏運動或其他因素。當然基因與運動都會影響體重。但是若你無法減重，問題通常都是和飲食有關。

在一次從華盛頓飛往倫敦的飛機上，我忙著用電腦寫一篇有關飲食改變和減重的文章。旁邊的一位乘客剛好看到我在打什麼，於是對我文章的主題產生興趣。他已經肥胖多年，所以想知道我會給什麼建議。我向他解釋我們的研究發現，並說明飲食改變如何帶來永久的減重效果。我指出改變食物的型態是成功的關鍵，並滔滔不絕的講述蔬菜、水果、豆子和全穀類的好處以及利用這4大食物群能創造出什麼美味的餐點。

他說：「這挺有趣的，但我覺得我只是需要多運動，那才是我真正的問題。我以前很常運動，但現在太忙了。」他就這樣撇開了食物的話題。幾分鐘後，空服員過來送餐點。她給了他一份火腿乳酪三明治、一包洋芋片和一罐碳酸飲料，他二話不說就把所有食物兩三口吞下肚了。我猜他大概不曉得，若想要燃燒掉那些多餘的熱量，他得在健身房運動很久。其實飛機上有供應素食餐點，那會是比較好的選擇。

事後過了不久，有一天我和史丹利·泰普（Stanley Talpers）醫師一起看一位病患，史丹利·泰普是內科醫師，任職於位在華盛頓特區的喬治華盛頓醫學院。這位病患說他一直無法減重，他想也許需要多走走路。泰普醫師鼓勵他先從飲食改變著手，他告訴這位病患：「如果你想用走路減輕0.45公斤，那得從這裡走到巴爾地摩。」這真是千真萬確。運動的確有很多益處，而且我也極力推薦大家做運動，但是缺乏運動不是體重問題的主因，而運動也絕對無法取代健康飲食的地位。

- **重新檢視基本原則**：請確定完全百分之百遵守第4章所條列的飲食原則，也就是飲食中不能有任何動物性食品。假如你的飲食包括魚或乳酪，那會使減重的效果大打折扣。

- **檢查潛藏的油脂**：要注意包裝食品的每一分量中，不能有超過2到3克的脂肪。如果你經常在外面用餐，請試著自行衡量餐廳在食物裡放了多少油脂。假使你無法判斷，而或服務生也無法確定，那就請餐廳用清蒸的調理方式，不要用油炸或油炒，若是有醬料和醬汁，都先暫放主菜的旁邊，有需要時再自行添加，請見第8章。

- **做快速纖維檢查**：如果依照第7章的方法，檢查以後，發現你每天的纖維攝取量居然少於40克，那就必須多吃一些豆類、蔬菜以及水果。

- **簡化**：最好選擇簡單的食物並避免加工食品，食物原料愈少愈好，若是只有一個成分則最理想。例如豆子、綠花椰菜、

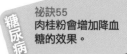

祕訣55
肉桂粉會增加降血
糖的效果。

紅蘿蔔或糙米都不需要產品成分表，因為你看到什麼
就是什麼。你知道沒有人在裡面添加了油脂或是除去
了纖維。

- 加一些未經烹煮的食物：有些人在增加生鮮食物的攝取之後，體重
  大為下降。切片蔬菜、沙拉和新鮮水果都是很好的選擇，這些食物
  不但含有豐富的纖維、沒有添加油脂，而且屬於低升糖指數。

無法很快就控制住血糖？

監控血糖最主要的工具是糖化血色素。如你所知，美國糖尿病協
會的目標是降至7%以下，但愈來愈多臨床醫師現在要求病患達到更低
的數值——6.5%或6%以下。如果你沒有朝向這個目標邁進，可以考慮
下面幾點：

- **（再一次）重新檢視基本原則**

  如果你體重過重，要使糖化血色素下降至健康值，減輕體重是最
快的方法。若想要快速減重，請參考前述的一些小技巧，也可參閱第
6章。不管是否過重，這些技巧都是控制血糖的關鍵。

  飲食純素當然就不會有動物性脂肪，如果又避免植物油的話，那
飲食中就只有極少的油脂，甚至幾乎沒有。做了這些健康改變之後，
你可以想見肌肉裡面的脂肪碎粒正慢慢萎縮。如第2章所述，這些脂
肪碎粒正是導致胰島素阻抗的原因。

- **勇於接納健康的碳水化合物**

  很多人想控制血糖而不敢吃澱粉類食品，這其實是作繭自縛，他
們認為豆子、扁豆、義大利麵、甘薯或番薯會使血糖飆高。沒錯，吃
完飯後量血糖，數值一定會比飯前來得高。然而千萬不要因此就畏懼
澱粉類食品，又回頭去吃高脂或高蛋白的食物。理由是這樣的：

魚肉和雞肉裡的脂肪通常不但會阻礙減重，還會使胰島素阻抗更形惡化。下面是一個典型的例子：有一個人聽說「碳水化合物不好」，或是在吃了米飯或澱粉類蔬菜後，發現血糖暫時升高，於是他決定避免碳水化合物，又再吃魚肉和雞肉。一開始，這樣做好像不錯，他的飯後血糖值不再驟升，因為飲食中幾乎沒有澱粉以提供葡萄糖。他也許會說：「太棒了，我終於找到控制血糖的方法。」然而在接下來幾週，他發現空腹血糖值竟然沒有下降，反而一點一點慢慢升高。過了一兩個星期，空腹血糖值已經明顯上升了。他想：「怎麼會這樣呢？該如何是好？」讓我告訴你是發生了怎麼一回事。

熱量的來源只有3種：碳水化合物、脂肪和蛋白質。他因為避免碳水化合物，所以只剩脂肪和蛋白質，脂肪會引起胰島素阻抗，蛋白質也是問題重重。飲食中增加的脂肪不會使血糖立刻上升，但會增加細胞內的脂肪量，那會導致胰島素阻抗逐漸惡化。也就是說，和吃素期間比起來，等量的碳水化合物在食肉期間使血糖上升的幅度較高。隨著一天天過去，他的空腹血糖值於是悄悄升高。

要解決此問題，我們必須避免攝取高脂食品，改吃健康又富含碳水化合物的食品，並考量升糖指數來選擇最佳的澱粉類食物（請見第4章），像是豆類（豆子、豌豆和扁豆）、蔬菜、水果和全穀類。

飯後血糖永遠會上升。你的目標應該是逐漸改善胰島素感受性，進而使整體的血糖值往下降。

• 尋求醫師協助

身體受到感染通常會使血糖值升高，不管是感冒、泌尿道感染、足部酸痛還是耳部的感染，這些病症都會提高血糖值。有時候即使是你幾乎沒注意到的小割傷或小感冒，都會使空腹血糖值上升，隨著感染部位痊癒（必要時用藥物治療），你的血糖值也會恢復到原來的標準。在復原的期間，醫師也許會調整你的糖尿病用藥。

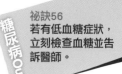
祕訣56
若有低血糖症狀，
立刻檢查血糖並告
訴醫師。

• 檢查壓力是否過重

壓力會使血糖上升——壓力會讓身體產生一種荷爾蒙，催促你選擇是要打擊敵人還是遁逃，不管面對的威脅是真是假，你都會因此感到緊張。如果我們面臨的威脅是侵略者或敵對部族，血糖升高幫助會很大，因為血液中增加的葡萄糖可以供給肌肉組織使用，這樣有助於逃跑或打仗。然而現今我們面臨的威脅通常是工作上的憂慮、金錢煩惱或是人際關係問題，血糖升高對這些情形並沒有幫助，但是壓力仍然使我們緊張，依舊會提高血糖。

如果壓力只是暫時性的，你會發現血糖很快就回復正常。若是持續感受到壓力，請尋求協助。靜坐和瑜伽等等其他技巧能幫助你處理壓力。假如問題比較嚴重，像憂鬱症或長期性焦慮，請不要逞強，務必找一位合格的心理醫師為你進行適當的治療。

• 運動

如果你常常坐著不動，現在該多做些運動了，激烈運動能夠降低血糖值（如何有效運動，請參閱第11章）。

一般說來，這些步驟應該都有助於降低血糖，但如果你再如何努力，血糖依舊居高不下，你的醫師也許需要調整用藥。

一直很餓很餓很餓

如果你用減少熱量的方法來減重，就得常常餓肚子。我之所以推薦低脂純素飲食的原因，就在於你會感到滿足——它提供許多纖維，不但有飽足感，而且不用限制食量或熱量攝取，所以你不需要餓肚子就可以減重。在研究實驗中，我們用問卷評估參與者在計畫過程的飢餓程度，最後發現大家都吃得很飽。然而，萬一你還是覺得不大飽呢？下面是一些建議，讓我們從感受最明顯的開始討論。

•再多吃些

　　或許那一小碗燕麥粥就是不夠吃。開始認識新食物時，要花一點時間才知道分量多少才夠，你很快就能拿捏正確的分量。

•選擇低升糖指數和高纖的食物

　　吃即食燕麥片會比吃傳統燕麥片更快餓。差別在於即食燕麥片的纖維已經被切碎了，你吃到的不是滾壓燕麥片，而是一盒燕麥粉。也就是說，即食燕麥片雖然煮起來比較快，但消化也比較快、使血糖上升得也更快（因為升糖指數較高），你也就較容易感到飢餓。愈天然的食物愈能避免消化速度太快，飽足感可維持較久。

　　所以選擇食物時，最好能同時兼具低升糖指數和高纖維這2種特質。有其中一種特性並不代表一定也具備另一種，例如，全麥麵包雖然纖維含量很高，但小麥這種穀類似乎有種特性，會使血糖上升速度非常快（高升糖指數）。事實上，全麥麵包的升糖指數和白麵包（纖維已被碾去）幾乎一模一樣。相形之下，黑麥麵包消化速度較慢，因此會緩慢地將天然糖分釋放到血液中，於是造就了它的低升糖指數。若想確認是否攝取到足夠的纖維，請做快速纖維檢查（第139頁）。

•吃一些健康的點心

　　有時候在兩餐之間難免會有點想吃東西，這絕對沒問題！第5章有討論一些最佳的選擇。

救命！就是想吃垃圾食物

　　如果已經得了幾年的糖尿病，想必你一定不知如何面對到處都是的垃圾食物。不健康的零嘴隨手可得。為什麼這些垃圾食物好像在用一種神奇的魔力召喚我們？為什麼有時砂糖和巧克力是如此誘人？為什麼有時候很難抗拒乳酪和肉類？這些渴望到底從何而來？

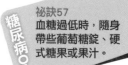

祕訣57
血糖過低時，隨身
帶些葡萄糖錠、硬
式糖果或果汁。

　　一位研究參與者就曾經向我請教：「我到底有什麼問題？」她已經得了12年的糖尿病，雖然她知道應該遠離高糖分食品，但對這些食物還是有股莫名的渴望，特別是壓力很大或是疲倦的時候，餅乾、巧克力和糕點好像一直在向她招手，幾乎每天都會嘴饞。她說：「我想我的意志力一定很薄弱。」她覺得有這些渴望很丟臉，所以都避免和營養師討論到這個話題。

　　我們一定要認識到，這些渴望不是因為薄弱的意志力或貪婪所引起的。我們的渴望是由食物本身的生化特質所造成的。也就是說，**有些食物含有一些獨特的化學成分，那些特質會像毒品、酒精和菸草一樣令人容易上癮。**

　　說清楚一點，只有特定的食物才會使人上癮，這些東西對所有人來說都同具誘惑力。

　　有4種類型的食物會像毒品一樣引起生化反應，這些食物不像毒品那麼強效，也不具有那麼大的危險性，不過的確會使人上癮，我在《健康瘦的7堂必修課》一書裡有針對這個問題，詳細討論這些反應。在此我將概述幾項書裡頭的重點，這4種使人上癮的食物分別是糖、巧克力、乳酪和肉類。

• 糖

　　糖不光只是甜而已。糖除了甜以外，還有一種輕微的藥效。也就是說，它對腦部產生的影響和鴉片類藥物類似，例如嗎啡和海洛因，只是效果沒那麼強烈。這種藥效可以解釋為什麼我們會渴望甜食，特別是壓力過大的時候。

　　我們是如何知道甜食會有這種藥效的呢？研究人員在控制實驗裡使用Naloxone這種藥作為調查工具。急診室通常會用Naloxone來阻斷海洛因或鴉片類藥物的作用，如果有人吸食過量的海洛因，醫師就會為他注射Naloxone，阻斷海洛因（和其他麻醉藥）附著在腦部的接

受體上。一個昏迷的毒癮患者，原本還在死亡邊緣掙扎，只要一劑Naloxone就會快速甦醒。

研究人員為受試者施打Naloxone後，衡量這些受試者的甜食攝取量，並將結果和控制組（未施打Naloxone）作比較。

結果發現，Naloxone使受試者對甜食的渴望明顯降低。在正常情況下，你也許會渴望一個糖霜甜甜圈或一片派，但是在施打Naloxone後，甜食的吸引力大部分都消失了。這當中的落差以同時含有糖分和脂肪的食物最為明顯，如餅乾、蛋糕和冰淇淋。

Naloxone是經由靜脈注射的藥品，不能用來治療食物上癮症，它只是個研究工具。實驗顯示：甜食不僅能夠挑動你的味蕾，它還能夠刺激腦部釋放鴉片類化學物質。就像激烈運動會釋放腦內啡，這一種在腦部釋放天然幸福感的化學物質，吃甜食也會有類似的效果。

但是我要說明一點：糖不含鴉片。應該這樣說，糖分在舌間產生的甜味會激發腦部釋放鴉片類物質，這些類鴉片物連帶產生多巴胺，多巴胺會使人感到快樂。海洛因、古柯鹼、大麻、菸草和酒精等濫用藥物都會刺激身體分泌多巴胺，甜食似乎有類似的作用。證據顯示，甜食對腦部產生的影響有助於舒緩痛苦或減輕身體的不適，並有振奮人心的效果。難怪在我們壓力很大時，會特別想吃甜食。

糖分對剛出生才幾小時的嬰兒也有相同的作用。當我們要在小嬰兒的腳踝做抽血檢查時，如果先滴一點糖水在嘴巴裡，他們就不會哭得那麼厲害。

我們對糖分的渴望並不局限於砂糖本身，有些人也會渴望像白麵包或貝果之類的食物，因為這些食物在體內很快就變成糖分，於是會很快釋放葡萄糖到血液中。簡而言之，這些人就是渴望高升糖指數的食物——砂糖、餅乾、薄脆餅、白麵包、馬鈴薯或即時麥片。雖然低升糖指數的食物也很美味，但並不會使我們上癮。

・巧克力

精神醫學期刊早已記載巧克力令人上癮的特質。科學研究指出，對巧克力的欲望即使再強烈，若是施以阻斷鴉片的藥物，也能使欲望消失。這些實驗顯示，使我們上癮的不光是巧克力的口感或味道，它還對我們的腦部有輕微的影響。

巧克力的吸引力不單是因為甜而已。畢竟，如果只有甜味並無法滿足真正的巧克力愛好者。巧克力還含有咖啡因、可可鹼和苯乙胺，這些全都是令人興奮的物質，它們除了有鴉片般的效果之外，也帶來巧克力的催情作用。

如果你很愛吃巧克力，你大概早就知道它不只是一種單純的食物而已。你不只覺得自己「想要」吃巧克力，而是覺得很「需要」它。可惜的是，巧克力不但糖分很多，也含有極高的脂肪。

・乳酪

沒錯，乳酪也許聞起來有點像舊襪子，但是對於想改善飲食的人來說，它卻是最難捨棄的食物之一，可見乳酪之所以受到歡迎，一定是有某個成分使然，而不光是因為裡面的脂肪和膽固醇而已。

那個成分應該就是乳類蛋白，又稱酪蛋白。酪蛋白和其他蛋白一樣，分子結構很像一串珠子，每一顆珠子就是一個胺基酸。在正常情況下，當蛋白質被消化之後，這些胺基酸就會一個個分解，最後被血液吸收用來作為建造及修補身體組織的原料。

酪蛋白的機制和其他蛋白質不大一樣，它分解之後不會變成單一胺基酸，而是分解成胺基酸短鏈，一鏈約有4顆、5顆或7顆的「珠子」，這些珠子不光是組成蛋白質的胺基酸結構，它們是具有輕微麻醉效果的活性生物成分，科學家稱之為「casomorphin」——由酪蛋白衍生出來的類嗎啡化合物。如果科學家餵你吃乳酪，之後再從你的消化道物質採取檢驗樣本，他們會發現許多具有輕度嗎啡作用的

casomorphin。有些人因而推測乳酪的魅力正是來自casomorphin的麻醉作用。這些作用或許也能用來解釋乳酪為何有時會導致便祕，因為麻醉化合物經常會減緩消化的速度。

科學家仍然想更加了解casomorphin。我們已知它是由酪蛋白在消化道分解時的產物，若是在嬰兒體內，casomorphin有可能會滲透到血液中，對嬰兒也有一點輕度的鎮定作用。我們也知道酪蛋白存在牛奶和冰淇淋之中，但乳酪裡面含量最多。我們還不清楚在成人身上有多少casomorphin會被血液吸收。

你應該早就知道你是否喜愛乳酪，假如答案是肯定的，那乳酪的脂肪和膽固醇正聯手謀劃要摧毀你的健康。稍待我們將討論如何擺脫乳酪和其他食物的束縛。

· **肉類**

男性特別會說肉類是他們最不願意放棄的食物，不論旁人如何提醒他們肉類對腰圍或血膽固醇值會有不良影響，很多人很難割捨烤牛肉、牛排或是雞翅，似乎對這些食物有一層情感上的依戀。

抗鴉片的藥物實驗再一次顯示，我們對肉類的渴望部分是來自腦內的鴉片效應。英格蘭的研究員給予受試者阻斷鴉片的藥物，之後再測試他們對火腿、義大利蒜味香腸和鮪魚的渴求度。結果顯示，當鴉片的效果被阻斷之後，受試者對肉類的興趣大半就消失了。

食物讓你上癮的祕密

如果對食物的渴望害你難以執行新的飲食計畫，請先別喪氣，你不是因為教養不良或是本性貪婪。事實上，並非所有食物都能吸引你的注意，也或許你根本對大部分的食物都興趣缺缺。你也許喜歡吃蘋果、柳橙、香蕉或蘆筍，但在壓力過大時，從來都不會想從這些食物

來尋求慰藉。因為你從來沒有突然感到「非得」吃到白花椰菜不可，於是急忙衝去便利商店搶購。你通常會去找甜食、巧克力、乳酪或肉類，因為這些食物和一般東西不同，它們會引起腦部的化學作用。有些飲料像酒或咖啡，也都有一些藥效，因此也可能使人上癮，但是就食物而言，這4項就是最主要的例子。不幸的是，這4種食物對幾乎每一個人都有神奇的魔力。

等一下我們會介紹該用什麼食物替代糖霜甜甜圈、棒棒糖或乳酪漢堡。現在讓我們看看當吃下這些食物時，腦部所產生的變化。

腦部深處有一組細胞網路構成了所謂的愉悅中樞，此愉悅中樞的確名副其實，因為它負責處理所有快樂的感覺，如果我們腦裡沒有愉悅中樞，那會感到生活黯淡無光。

然而快樂並非愉悅中樞存在的唯一目的，它的另一項功用是維持你的生命並繁衍後代。原因是這樣的：假如從飲食得不到任何快樂，你就不會有動機想去找東西吃，甚至完全忘記吃飯這件事了！同樣道理，如果做愛很無趣，物種大概很快就滅絕了，因此，當你吃東西或做愛時，愉悅中樞就會給你一點多巴胺作為獎勵。

當下，多巴胺的出現稍稍地改變了我們的神經系統，這變化催促腦部將這件快樂的事放在第一順位。你的愉悅中樞似乎在說：「真好玩，一定要記得再玩一次。」

以自然界的角度來看，你若是能找到新食物或是配偶，你得到的獎勵就是可以不斷從飲食或做愛得到快感。問題在於這個系統很容易就被盜用，例如酒精、毒品、菸草和——你猜對了！**垃圾食物也會釋放大量的多巴胺，這讓你不但愛上它們，還非得一再重複享受類似的快感不可。**愉悅中樞會把最近獲得的刺激享受安排在第一要位，結果導致你每天的計畫都圍著甜食打轉，這就好像酒徒不斷地盤算待會要去哪裡買酒一樣。如果你曾經好奇這些平凡的食物為什麼會有如此

大的威力，這是因為它們已經占據了腦裡的愉悅中樞，使我們內在原本負責設定優先次序的系統也被打亂了。

眼不見為淨，擺脫食物的誘惑

　　如果只是偶爾吃些甜食或巧克力，大可不必為此擔心。但如果你的肚子愈來愈大，或是健康因為飲食習慣而受損，現在就該體悟到你已經上癮了。但若已過度沉迷到無法自拔，又該如何是好？

　　解決不健康食物最好的辦法就是眼不見為淨，至少目前完全不碰。家裡不能有垃圾食物，也不要再添購。先別擔心將來癮頭會不會復發，現在只要完全不碰那些食物就好了。這段過程中，大腦會重新以你的健康來考量事情的輕重緩急。你可能會發現不碰不健康的食物愈久，就愈不再渴望那些食物。下面一些步驟對你會有幫助：

- 吃一頓健康的早餐，不要故意在某一餐斷食。通常飢餓的時候才會想吃那些不健康的食物。
- 規律運動，你會因為疲倦而進入深沉的睡眠，且睡眠時間一定要足夠。睡眠品質不佳的時候，會比較渴望垃圾食物。
- 避免處在誘發渴望的情境。有些人覺得在某些場合特別容易嘴饞，像是獨自一人很無聊時、看電視美食節目時、在電影院的零嘴販賣部時，或是和有食物上癮症的朋友相處的時候。你可以試著找出誘發欲望的場所，然後盡量避免身處於那些地方。

零罪惡感的享受

　　有時用簡單的替代品就能協助你遠離不健康的食物：

**糖尿病
有救了**

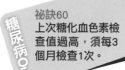

祕訣60
上次糖化血色素檢
查值過高，須每3
個月檢查1次。

·如果你有糖癮

食譜裡的白砂糖有時候可以改用**楓糖漿、糖蜜、高粱糖漿或粗粒黑糖**，這些代替品其實根本算不上健康食物！重點是用這些糖漿或果汁來取代原本的精製糖，用量可以比一般糖少很多。這些替代品風味很好，你不會覺得糖加得不夠。

甜菊是由巴拉圭的一種草本植物中萃取出來的甜味劑，具有極高的甜度。目前是以營養補充品的形式販售（目前法律尚未批准廠商以食品添加物的形式販售甜菊）。

蔗糖素是取自蔗糖的零熱量甜味劑，製造商用氯分子取代蔗糖的某幾個結構，結果大大提高了成品的甜度。另外像**甘露醇、山梨糖醇和木糖醇**等糖醇都是低卡甜味劑，有時候被應用在糖果、口香糖或甜點的製作上面，熱量約為砂糖的一半。除了這些，市面上當然還有其他人工甜味劑。使用這些產品的問題在於它們無法斬斷你對甜食的情絲，所以萬一臨時找不到代糖，你還是會故態復萌又吃起砂糖。

健康科學博士漢斯·戴爾（Hans Diehl）是「冠狀動脈健康改善計畫」的執行長，也是我的好友及同事，他說對嗜吃甜食的人來說，想要把這習慣改掉最好的方法，就是斬草除根戒絕甜食。原因在於，如果久不去碰甜食，最後就會忘記要去吃了。

當然，新鮮水果——大自然的甜味食品——還是你最好的選擇。飲食之中最好也要有適量的複合碳水化合物，例如穀類、甘薯和豆子等等。砂糖雖然也提供能量，但是來自複合碳水化合物的能量實在健康多了。

·如果你對巧克力（或冰淇淋）上癮

用**可可粉**取代巧克力。可可粉基本上是脫脂巧克力，可以加在飲料中或在烘焙上使用，也可做成草莓（或其他水果的）沾醬。若是想吃冰淇淋，市面上也有用大豆製成的低脂冰淇淋或雪酪。

• 如果你對乳酪上癮

請認識營養酵母，通常販售於健康食品店的營養補充品區。營養酵母片（有別於啤酒酵母或烘焙用酵母）會給醬汁或砂鍋菜增添乳酪的風味。

食譜裡面的義大利軟乳酪和卡特吉乾乳酪可以用豆腐代替，只要將豆腐攪成泥再灑點檸檬汁即可。如果你用的是大豆製成的乳酪，請仔細檢查成分表裡的脂肪含量，並確定裡面不含酪蛋白（乳製品蛋白質）的成分。

• 如果你對肉類上癮

現在到處都買得到替代熱狗、漢堡和即食冷肉片的素食產品。食譜裡面的肉類可以用麵筋（以小麥筋做成）、豆腐、天貝或組織化植物性蛋白質替代，而且可自行運用變化，本書的菜單和食譜單元能提供你更多點子。令人驚訝的是，一般人只要一不吃肉，對肉的渴望很快就不見了。有些人原本以為沒有牛排或鮭魚排就一定活不下去，最後竟發現一點都不想吃肉了。

跟基因有關嗎？

雖然所有人都可能罹患食物上癮症，但有些人也許風險特別高。研究人員發現，有些人天生腦部的多巴胺接受器就比較少，多巴胺是腦部負責處理愉悅感覺的化學物質。可想而知，缺乏多巴胺接受器的人就比較少獲得多巴胺的刺激，因而也就體驗不到多巴胺所提供的幸福感。這結果造成他們總覺得比一般人來得無精打采，於是他們很容易被菸草、酒精或毒品誘惑。就這理論看來，他們這樣做是藉此尋求自然生理無法提供的刺激，這種人也可能會因此發展出強迫性賭博症或強迫性暴食症。

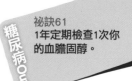
這一切都是基因造成的！

多巴胺接受器的架構是依照染色體的規定來設計
的，每一個細胞裡面都有一長串螺紋梯狀的基因，那就是染色體，就
是它將你創造為世界上獨一無二的生命。父母雙方將基因遺傳給你，
所以你的基因是合併兩人的特色而成，如果父母親其中任何一人遺傳
給你「多巴胺接受器過少」的問題，那你的多巴胺接受器數量和一般
人比起來，大概就會少了⅓。

如果去戒菸所或毒品治療所採取患者的染色體樣本，你會發現，
高達40%的患者正是有這種基因，導致他們腦裡的多巴胺接受器D2
（或稱DRD2）過少。

幾年前，我就在思考一個問題：那些很難遵循健康飲食的人是否
也有類似的基因缺陷。歐尼斯特‧諾伯（Ernest Noble）醫師於是為我
們的病患進行基因分析，他任職於加州大學洛杉磯分校。結果令我們

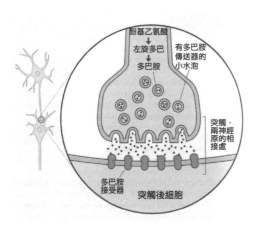

腦細胞裡有一些裝有多巴胺傳送器的
小水泡。當有愉悅感時，這些水泡會
將多巴胺釋放到細胞間的相接處（突
觸）。多巴胺分子抵達細胞後會附著
在多巴胺接受器上。多巴胺的功效要
視你擁有多少接受器來決定。有些人
的多巴胺接受器數量比一般人少⅓。

大感意外：參與研究的第二型糖尿病患中，有幾乎半數的人出現多巴胺接受器數量過少的基因。一般統計數字是每5人會有1人屬於這種基因，我們研究參與者出現這種基因的比率比平均值高出許多。

這彰顯了一個令人擔憂的問題：缺乏多巴胺接受器是否是造成這些人暴飲暴食的主因？暴飲暴食是否導致體重過重並引發糖尿病？我們尚未找出這些問題的答案，不過我們發現，雖然具有此基因者也能受益於我們的飲食計畫，但和擁有正常基因的參與者比起來，他們似乎收穫比較少。他們的糖化血色素下降幅度平均約為0.9%，沒有基因缺陷的人的下降幅度則為1.6%。這個基因的存在是否代表某些人天生就比較無法抵抗不健康食物的誘惑？也或許缺乏多巴胺接受器會直接引起某種生化反應？多巴胺接受器愈少是否註定胰島素阻抗就愈嚴重？這些問題目前都沒有解答。

目前這種基因檢驗僅限於研究調查的對象，醫師無法檢查你是否天生多巴胺接受器就比較少。事實上，就算真的有，檢驗結果也不至於影響你的飲食計畫。不管基因結構如何，本書的飲食方法對你都會有很大的幫助。我舉出基因的問題只是要強調食物上癮症是身體的問題，而非道德問題——對食物的渴望是食物本身的特質加上我們的生理作用所造成的。

最後要說明一點：**如果某種食物有類似藥品的作用，我們最好就要把它們視為藥品。換句話說，最好完全避免食用。**這道理其實和戒菸戒酒一樣，正如同想要戒菸成功，與其減少菸量還不如完全不抽；想要戒酒，與其適量飲酒還不如完全不喝；因此，對於食物傀儡來說，還是以「眼不見為淨」最有用。事實上，最有效的戒除辦法就是完全不碰也不想那些食物。如果我們在不同時間衡量你對那些有生化效應食物的渴求度，幾週沒碰和昨日剛吃比起來，前者的欲望會明顯降低許多。

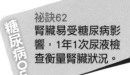
令人害羞的消化問題

有便祕困擾的人如果採取植物性飲食會有很大的改善，植物性飲食所提供的天然纖維正是你的消化道所需要的。然而，有些食物可能會引起排氣，如果你也有此困擾，下面是一些解決辦法：

首先要了解，只有特定的食物才會引發排氣。穀類、水果和大部分蔬菜都宣告無罪，主要的禍首是豆子和煮得不夠熟透的十字花科蔬菜（綠花椰菜、甘藍菜、白花椰菜和球芽甘藍），你很可能只要將分量減少就可以解決這個問題。如果你想用一大盤豆子取代一塊大牛排，請記得用少量的豆子就足夠了。請將食物分量減少一些。

慢慢你將發現腸胃會逐漸適應，最後即使增加食物的分量也比較不會引起排氣。若你是買乾燥豆子來料理，請記得將浸泡豆子的水倒掉，重新加水燉煮，並將豆子徹底煮熟 （如果豆子還有咬勁，就是沒煮熟）；十字花科蔬菜煮法也要和豆子一視同仁。沒錯，我們都很喜歡吃冷菜盤裡面的綠花椰菜，可是假如生花椰菜會給消化道造成不適，最好還是將蔬菜煮到叉子可以輕易穿過的程度。

可想而知，你最好能夠避免乳製品和糖。乳製品原本就不在我們的飲食計畫範圍，現在既然知道它還會引起消化道的問題，就更應該避免食用，這部分在第4章已經有詳細討論。**脫脂牛奶的乳糖不但占了55%的熱量來源，還會引起大多人產生排氣、腹痛或腹瀉**，原因如下：

在嬰兒時期，寶寶的身體會產生分解乳糖的酵素，這酵素會在腸道內分解乳糖以利身體予以吸收，並進而產生能量。離開嬰兒期後，大多數的寶寶會失去分解乳糖的酵素，這就造成了乳糖不耐。以往大家以為乳糖不耐是一種病症，然而現在大家知道這是生理上的自然現象，且不只人類會發生乳糖不耐，所有哺乳類動物都是如此。而因為

身體喪失乳糖酵素的過程極為緩慢，大多數人不會發現原來消化問題和牛奶有關。

因為基因突變的關係，有大約85%的白種人即使到了成年仍具備產生乳糖酵素的能力。話雖如此，這些人大部分最終仍將產生乳糖不耐。如果你觀察幾天不吃乳製品之後的身體變化，就能知道你是否也是屬於乳糖不耐一族。

有些人無法消化砂糖（蔗糖），這也很好檢查，只要幾天不吃砂糖，看看症狀是否有改善就知道了。

糟糕！三酸甘油酯過高了！

當醫師檢查膽固醇時，三酸甘油酯也會一起出現在檢驗單上。三酸甘油酯是游離在血液中發揮不同功能的脂肪分子，它和血中的膽固醇一樣，都是人類生化結構正常的一部分。然而，三酸甘油酯過高卻會增加心臟病、胰臟病和其他疾病的風險。如第7章所述，正常的三酸甘油酯數值為150毫克／公合以下；數值介於150到199毫克／公合之間則是屬於正常邊緣；數值介於200到499毫克／公合之間就屬於過高，若再高於500毫克／公合，那就大幅超出標準了。

有些研究報告指出，含過多精製碳水化合物的飲食會使三酸甘油酯短暫上升，**高纖和低升糖指數的飲食則會降低三酸甘油酯，所以最好能夠盡量選擇此類食物**。除此之外，低脂純素的飲食有助於減重，而體重降低也會使三酸甘油酯數值下降。

規律運動也有助於降低三酸甘油酯，像走路這樣溫和的運動平均可以降低10毫克／公合，比較激烈的運動效果或許更好。戒酒也有幫助，酒精似乎會使三酸甘油酯稍微上升一些，所以只要不喝酒，三酸甘油酯就會降下來。

蔬菜和抗凝血藥物間的交互作用

可邁丁Coumadin（成分：warfarin）是一種抗凝血藥物，用來防治心臟病、中風、腳部血栓和其他問題。可邁丁的藥物原理是抑制維生素K生成具凝血功能的蛋白質。

許多使用可邁丁的病患認為他們應該要避免食用富含維生素K的蔬菜，特別是綠葉蔬菜，因為擔心會增加罹患血栓的機率。但飲食中若是缺少這些健康食物，他們會缺乏許多重要的維生素和礦物質。

我鼓勵你和醫師及營養師討論這個問題，可是避免蔬菜絕對不是解決之道。重點應該是將蔬菜（含維生素K的種類）的每日攝取量保持恆定，這樣就不用時常調整藥量。如果你原本每天吃許多健康的蔬菜，有一天突然完全不吃，藥效就會變得太強，因而增加出血的機率。反過來看，如果你平常都不吃蔬菜，有一天突然攝取量大增，蔬菜裡面的維生素K就會使血栓較容易在你體內生成。結論就是：你可以享用蔬菜，但是每天必須攝取固定的分量。

順帶一提，酒精也會增強可邁丁的藥效，所以醫師通常會建議服用warfarin的患者也避免酒精。許多藥劑（阿斯匹靈、乙醯氨基酚acetaminophen等等）也都會提高可邁丁的藥效。

如果在執行本計畫時半途遇到挫折，這些建議應該會有幫助，我也希望你已經決定再次出發。

⑩ 怎麼吃更加分？

吃對營養補充品

藥局和健康食品店的架上擺滿了各種營養補充品。我一定要吃嗎？

新聞和廣告經常宣傳各式營養補充品的益處，藥局和健康食品店的架子上也擺滿了各式各樣的營養補充品。到底哪些對我們有幫助，哪些是沒有必要的呢？

本章將附上一些參考資料，但你仍要和醫師、藥師或營養師討論你想服用的補充品。你可能需要依照健康狀況來做選擇；若是正在服用藥物，可能就必須避免某些產品以免影響藥效。

如果你服用的補充品可能會影響血糖值，請務必規律測量血糖。請參閱第7章有關如何確認和治療低血糖症的問題。

我們先看看幾個特定的維他命和營養合成品，從基本的開始。

綜合維他命

服用綜合維他命有下列好處：

第一，它提供維生素B12以維持健康的血液和神經。沒錯，你也可以從強化產品，像是早餐麥片或豆奶裡攝取到維他命B12，但許多維生素B12的來源都是動物性的，因此會帶來我們不要的膽固醇和脂肪。許多人不管如何改善飲食，血液中的維生素B12總是過低，尤其年長者特別容易出現這樣的情形，或許這是肇因於老化使身體對維生素B12的吸收率變低。每日綜合維他命可以確保你用健康的方式攝取到足夠的維生素B12。

第二，綜合維他命提供維生素D。在正常情況下，當陽光照射在肌膚表層，你的身體會自行製造這種維生素。可是如果經常待在室內，你可能就會缺乏這種天然來源，綜合維他命可以彌補此缺失。維生素D不但幫助身體吸收鈣質，還有重要的抗癌成分。

第三，綜合維他命含有葉酸。雖然大家都知道葉酸有助於避免先天缺陷，但它還有抗癌的作用。

在2002年6月，《美國醫學協會期刊》建議大眾1天服用2次（而非一次）綜合維他命，以確保攝取到足夠的維生素B12和維生素D。對於計畫生育的婦女而言，則建議除了綜合維他命之外，另外服用一份含400微克維生素B12的營養補充品。

對成年人來說，最好選擇不含鐵質的綜合維他命，這是因為大多數人體內都已經儲存足夠的鐵，所以毋須另外添加（但是如果你曾患有貧血，醫師會告訴你是否需要服用鐵劑）。此外，要記得選用植物性配方（所有健康食品店都有販售），植物性配方以β─胡蘿蔔素的形式提供維生素A（譯註：β─胡蘿蔔素是維生素A的前驅物），植物性維生素A比已成型的動物性維生素A安全，服用過量的動物性維生素A會在體內產生毒性。

有時候肉食者認為他們不需綜合維他命就可以得到完整的營養，事實上，他們體內經常缺乏維生素C、葉酸和β─胡蘿蔔素等營養

素。肉食者通常也缺乏纖維，但服用綜合維他命仍不能彌補纖維的不足，至於他們從動物性食品吃進去的膽固醇、脂肪和其他有害健康的物質，更是綜合維他命所無法消除的。

維生素B12

這種維生素有助於維持健康的血液細胞和神經功能。如果沒有補充每日綜合維他命，那你需要服用至少含有5微克維生素B12的補充品，幾乎所有品牌的維生素B12含量都超過5微克，但高一點的劑量並不會造成毒性。

維生素D

維生素D是身體照到陽光的產物，它的功能之一是幫助身體吸收鈣質，如果每天能在戶外曬15到20分鐘的陽光會更好。如果每天能照15到20分鐘的陽光，就不需要吃營養補充品，若做不到而且沒有補充每日綜合維他命，那最好服用含有400國際單位的維生素D補充品。

除了基本的維他命之外，還有一些補充品也被發現對糖尿病人可能會有助益。

肉桂粉

研究顯示肉桂粉能夠降低18%到29%的空腹血糖值。只要將半茶匙的肉桂粉添加在早餐的燕麥粥或其他食物上，不但能夠降低血糖，還能降低血膽固醇。肉桂粉的健康功效，部分是來自它所含有的聚合體多酚，這種聚合體多酚有類似胰島素的作用。

鎂

　　哈佛大學的「護士健康研究」指出，飲食中含豐富鎂的女性得到糖尿病的機率明顯降低許多。由此可見，鎂能夠增加胰島素感受性，或許也能刺激胰臟釋放更多胰島素。這結論代表糖尿病人可以補充鎂來改善病情。

　　話雖如此，這不代表你需要服用鎂劑。許多全穀類（纖維未被輾除的穀類）含有豐富的鎂，像糙米、大麥、燕麥以及綠葉蔬菜，例如菠菜和瑞士甜菜。很多豆類的鎂含量也很高。以哈佛的研究為標準看來，每天400毫克的鎂就算是很高的攝取量。下表列出許多常見食物的鎂含量。

常見食物的鎂含量		
食物	分量	鎂（毫克）
大麥	1杯	158
黑烏龜豆	水煮1杯	91
綠花椰菜	水煮1杯	38
糙米	煮熟1杯	86
球芽甘藍	8	32
冬南瓜	水煮1杯	60
罐裝鷹嘴豆泥	1杯	78
綠葉甘藍	水煮1杯	52
中型乾棗	10顆	29
中型乾燥無花果	10顆	111
大北豆	水煮1杯	88

四季豆	水煮1杯	32
羽衣甘藍	水煮1杯	24
扁豆	水煮1杯	71
利馬豆（皇帝豆）	水煮1杯	82
芥末葉（芥菜）	水煮1杯	20
海軍豆	水煮1杯	107
即食燕麥片	煮熟2包	70
豌豆	水煮1杯	62
花豆（斑豆）	水煮1杯	95
葡萄乾	⅔杯	35
大豆	水煮1杯	148
菠菜	水煮1杯	158
甘薯	水煮1杯	32
瑞士甜菜	水煮1杯	152
豆腐	½杯	118
素食烤豆	1杯	82
義式白豆	水煮1杯	113

資料來源：Jean A. T. Pennington、Judith S. Douglass，《Bowes和Church's食物一般常見分量的營養價值》，第18版，巴爾地摩：Lippincott Williams and Wilkins出版，2005年。

鉻

　　鉻這種元素能加強胰島素的作用，能幫助胰島素將葡萄糖從血液送進細胞。許多食物都含天然的鉻，如綠花椰菜、四季豆、全穀

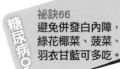

類、堅果等，甚至包括咖啡在內。有些專家建議服用含鉻的補充品，如果每日都能充分攝取這些含豐富鉻的食物，或許就沒有必要額外補充。

以專業術語來講，鉻稱為輔酶胰島素——我們也可以叫它「胰島素的小幫手」。缺乏鉻的胰島素就像槓桿斷掉的千斤頂，無法靠它舉起車子。同樣的道理，胰島素沒有鉻也無法順利將葡萄糖從血液送進細胞。

鉻這麼重要的角色是最近幾年才被發現的。1960年代後期，研究人員發現缺鉻會引起高血糖。在1977年，加拿大研究員舉出一個相關案例作為說明：一位30多歲的女性在接受腸道手術後必須以靜脈注射方式吸收營養，結果體重逐漸降低，而且不知為何，血糖一直上升，她的腳部也出現類似糖尿病神經病變的症狀，必須注射大量的胰島素來控制血糖。最後醫師為她的注射配方添加原本沒有的鉻，結果才幾週的時間，血糖值就降到不需使用胰島素的程度，神經病變的症狀也消失了。

雖然對缺乏鉻的人來說，校正鉻的攝取量可以幫助控制血糖，但我們目前還不清楚一般人若再補充更多的鉻，是否還會有進一步的幫助，補充鉻的安全性也尚未建立。研究人員曾經針對第一型糖尿病患、第二型糖尿病患和妊娠糖尿病患做補充鉻的實驗，結果並未一致。問題可能在於，有些研究範圍很小，使用的鉻劑也很低；另外有些實驗則發現，就算為第二型糖尿病患補充高量的鉻劑（最高至1,000微克），對病情也毫無助益。因為實驗結果如此悲觀，大部分的糖尿病專家並不建議補充鉻劑。

美國醫藥學院的食物與營養理事會建議：以鉻的每日安全攝取量而言，19到50歲的成年男性約為35微克，女性則為25微克；對50歲以上的年長者來說，男性約為30微克，女性約為20微克。

常見食物的鉻含量		
食物	分量	鉻（微克）
綠花椰菜	煮熟½杯	11
葡萄汁	1杯	8
全麥英式瑪芬蛋糕	1	4
馬鈴薯泥	煮熟1杯	3
乾燥大蒜	1茶匙	3
乾燥羅勒葉	1湯匙	2
柳橙汁	1杯	2
全麥麵包	2片	2
紅酒	150 cc	1～13
中型帶皮蘋果	1顆	1
中型香蕉	1條	1
四季豆	煮熟½杯	1

資料來源：國家衛生研究院，http://ods.od.nih.gov/factsheets/Chromium_pf.asp#h2，檢索日：
2005/12/16。

在你盡力攝取富含鉻的食物同時，也要注意避免糖分和過分加工的精製穀類，如白麵粉，這種食物不但缺乏鉻，而且還會加速體內鉻的流失。造成這種礦物質流失的原因還包括身體遭受感染、激烈運動或懷孕。

如果你決定補充鉻劑，記得大多數的綜合維他命已經含有鉻，劑量約為100到200微克，所以你若有服用綜合維他命，可能就不需再額外補充鉻劑。

　　雖然專家已經深入研究許多礦物質的安全攝取上限，但對鉻的了解卻比較少。用鉻治療糖尿病的研究通常使用的劑量都超過美國政府的上限，這些研究最高一天給予患者1,000微克的鉻，對肝腎功能不佳的人來說，這樣高的劑量可能會有不良的副作用，故應攝取較少的劑量較安全。額外補充鉻劑的長期益處和風險目前仍是未知數。

　　大多數一般的綜合維他命就能夠提供足量的鉻。如果想要補充更多，請先和醫師討論再決定。

硫辛酸

　　硫辛酸是體內會自然生成的物質，對粒腺體的作用幫助很大，而粒腺體就是負責為細胞提供能量的微小「火爐」。對許多負責代謝能量的酵素而言，硫辛酸是它們不可或缺的輔媒。

　　醫師若為病人補充硫辛酸通常不是要校正缺乏的現象，而是期待它能發揮類似藥物的作用，高劑量的硫辛酸有抗氧化的功能。對第二型糖尿病患而言，硫辛酸有助於增強胰島素感受性並減輕神經病變的症狀。

　　很多針對硫辛酸的研究都是使用靜脈注射的方式而非口服式。目前看來，補充硫辛酸似乎很安全。但是我們還不清楚，針對硫辛酸的長期研究是否最終會發現它具有重要的臨床價值，如果真的有此價值，我們也尚未知道長期性的有效安全攝取量。

⓫ 運動不只降血糖

讓飲食計畫更順利

如果以為我要逼迫你慢跑、舉重幾小時,或說教「要努力才會有收穫」的話,現在你可以鬆一口氣了!

沒錯,運動有益身心,活動身體不但可以降低血糖,而且對心臟很好,運動還有助改善睡眠品質並提高你全身的精力。當你運動正起勁時,那種感覺真是妙不可言。

然而大多數的人都對運動有種刻板印象:一定要很痛苦的鍛鍊才有收穫,或是一再做反覆的動作也看不到什麼效果。很多人無法持續規律的運動流程,反覆的訓練方式在他們身上一點也不管用。我曾聽到有人說:「運動時感覺真好,不但體力增強、神清氣爽,而且血糖降了許多,一天沒做運動都不行。」但一定也有人感受恰好相反:「我實在無法養成規律運動的習慣,雖然知道如果能成功養成運動習慣,一定能改善健康。可是每次我在加入健身房或下定決心運動後,最後總是半途而廢。」

如果你過重,運動起來或許會較吃力,可能關節痛或心臟問題限制了你可以運動的範圍,也許每當該繫上慢跑鞋帶時,你就會想臨陣

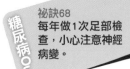

脫逃。本章將探討一些有關運動的問題——它的益處、局限性和如何順利開始實行你的運動計畫——你可以看看我們的建議是否有用。

可以放心的是：即使受限於身體的問題而無法運動，你仍然有辦法減重、降低血糖並過健康的生活。事實上，你在本書看到的飲食改變對身體的益處，都不是運動所帶來的，這是因為在我們的飲食研究中，通常都會要求受試者「不要」改變他們平日的運動模式。因為若想達到研究目的，我們必須將飲食的效果獨立出來。當然運動可以和飲食發揮相輔相成的效果，但假如你實在無法執行運動計畫，仍然能夠藉由飲食改變得到良好的效果。

不同運動的目的

不同種類的運動提供不同的助益：

- 有氧運動：是在一段時間內不間斷地做一些有韻律的活動，通常至少10分鐘。快走、跑步、網球、跳舞或溜冰都是有氧運動，這類運動有助降低血糖和三酸甘油酯，若持之以恆，也有延年益壽之效。
- 抗阻力運動：像舉重或強化肌肉功能的運動，例如伏地挺身和下蹲運動。這類運動可以增進肌肉質量或至少保留原有的肌肉組織，也有助於增強胰島素感受性。
- 柔軟度運動：又稱伸展運動，可保持關節的靈活度，也能舒緩壓力。

下面我將提供一些有關運動量和運動頻率的基本原則：

飲食和運動的相乘效果有助於避免糖尿病產生。一項名為「糖尿病防治研究計畫」的調查提出了突破性的發現。研究人員追蹤了3,234

位受試者，這些受試者的血糖目前都有慢慢升高的趨勢，但還尚未達到糖尿病的檢查標準。這些參與者藉由飲食和運動的幫助，將發病機率減少了58%。這項運動管理計畫每週總共費時150分鐘——1個星期5次，每次30分鐘。但是施行運動療法有一個重要的前提：**運動雖能強化健康飲食的療效，卻沒辦法抵銷錯誤飲食的害處**。事實上，這2個元素：飲食和運動，就針對減重和防治糖尿病的效果而言，飲食的部分比運動扮演更重要的角色。

以目前發表的研究來看，只靠運動的人獲得的減重成效和不運動的人比起來，並沒有相差很多。有些比較樂觀的研究則指出：搭配運動可以使飲食療法的效果增強20%。但我們肯定，若要減重，運動無法取代飲食改變的地位。這不代表運動一點也沒有用，它絕對有其價值，例如一旦確定得到糖尿病，運動可以降低糖化血色素。許多測試運動療效的研究都發現，受試者若開始執行運動計畫，平均可將糖化血色素降至7.7%，這比起不運動的糖化血色素值8.3%要來得健康。然而，這樣的療效若和飲食改變的功效比起來，又遜色許多。所以要避免糖尿病或控制病情，最好飲食與運動兩者雙管齊下。

你的身體有一個部位最能收到運動的效果，那就是心臟。最近一項研究追蹤了第二型糖尿病患在19年間的運動狀況，並特別著重在他們死於心臟病的風險。結果發現，有中度運動習慣的人和久坐的人比起來，最後發作心臟病的機率減少了40%。他們的運動療程為每週至少做4小時的中度運動，像是走路、騎腳踏車或種花種草等。有固定運動的人也能減少中風的機率。運動還有3項值得一提的好處：

第一，一般人常邊看電視邊吃東西，但是很少人會邊做運動邊吃東西。當邊吃東西邊看喜歡的犯罪影集或電影時，很容易一不小心就吃進過量的卡路里，卻不大可能在打網球時還大吃大喝。運動不會造成你吸收到過多的熱量。

第二，運動改善睡眠品質。肌肉在運動過後「需要」休息，如果有運動的話，睡眠品質會勝於你整日坐在桌子前面、看電視或閱讀書報雜誌。在獲得充分的休息之後，就較容易堅持健康的飲食計畫，對垃圾食物也能有抵抗力。

第三，運動心情較好。其提振精神之效，等同天然的抗憂鬱劑。

第一型和第二型肌肉細胞

為什麼有些人熱愛運動，而有些人卻對之痛恨至極呢？你也許會很驚訝，這竟然和基因有些關聯。如果能透視肌肉，並將自己的肌肉和別人的做比較，你會領悟到，原來有些人天生就適合運動。也就是說，這種人天生就有比較多第一型肌肉細胞（此名稱和第一型糖尿病無關，只是恰好名稱相似）。第一型肌肉細胞有強大的血液輸送力，裡面具備緊密的微血管網路，這些網路能帶進氧氣和減輕疲憊感。這種細胞也有比較多的脂蛋白脂肪酶，這些酵素能夠把脂肪分解作為燃料使用，所以這一類人的運動耐力較佳。若看到有人能在路上臉不紅氣不喘地跑步，或聽到有人說他在跑步後得到神奇的快感，請不要太羨慕他們，很可能只是他們的肌肉裡天生有許多第一型細胞。

其他人的肌肉則大部分是第二型細胞。第二型細胞能夠應付衝刺運動，而在耐力表現上就不如第一型細胞。

話雖如此，我們要了解肌肉在某種程度上是可以改變的。假如用漸進的方式慢慢增加運動的強度，輸送到第二型細胞的血液就會變得比較充沛，最後第二型細胞就會變得和第一型細胞幾乎一樣強壯。

我舉出人體生理上的差異是為了說明重要的一點：一個人是否具有運動天分和他的人格無關，生理差異才是決定運動天賦的關鍵，若一直怪自己體育表現欠佳，現在該是原諒自己的時候了。

愛上運動的2大祕訣

　　以下2個關鍵能輕鬆達到運動的效果：第一，讓運動變成一件愉快的事。對大多數的人來說，運動最好能夠有同伴相隨，例如，兩人同行散步就比一人獨行來得有趣。若計畫上健身房，那參加一些課程會比單獨運動讓你更有動力，像有氧運動或瑜伽等課程都不錯。如果有同伴一起參加課程，那你就更有動力每天準時去健身房報到。

　　你可以把健身視作一個特別的活動，並事先規劃運動完要享用什麼健康的餐點。如果運動計畫是跳舞或打網球，你可能壓根不覺得你是要去運動，因為跳舞或打網球太好玩了，實在和運動扯不上什麼關係。記得保持運動的新鮮趣味感，否則你就不會想1週運動2次，更別提3次了。大部分人對快樂的定義就是要有朋友，所以你需要有同伴相隨才會覺得運動好玩。

　　第二，規律運動比偶爾為之來得有效。套用牛頓第一運動定律：「靜者恆靜，動者恆動」。假設你是那個靜止物，也就是說，若你緊緊的黏在沙發上，那可能會一直窩在裡面不想起來。相反的，如果和朋友每2天就在晚餐後出去散步1次，這樣的習慣很容易保持。

　　我強調規律運動還有一項重要的原因：單節運動的效果不大。如果常去健身房，那你會發現的確是如此。請跳上離你最近的跑步機，跑個1.6公里，然後喘口氣，按下控制鍵，看看你燃燒了多少卡路里。很意外吧？沒錯，你大概只消耗了100卡的熱量，那還不到一份麥當勞薯條或一罐汽水熱量的一半。偶爾才做一次運動就像偶爾吃一頓健康餐一樣，對健康沒什麼太大的幫助。想要增進健康，一定要將運動變成生活的一部分。

　　要規律運動的另一個原因是：運動的效果不能持續很久，這有好有壞。好處暫且不提，壞處在於：若有天你受傷必須長時間臥床，血

糖或體重就會逐漸回到運動前的水準。要能固定每天或每2天就快走或騎單車1次，才能持續得到運動的好處。

結論是：讓運動變有趣並持之以恆，才能達到運動效果。

運動前先看醫師

在進行任何運動前，務必徵求醫師同意。你的心臟是否能負荷的了？關節是否正常？是否容易發生低血糖症或高血糖症？運動會不會讓你原有的眼睛或足部問題更為嚴重？醫師會回答你這些問題。

請注意不要太快開始劇烈的運動。如果已幾個月（或幾年）沒有規律運動，那你要循序漸進，因為身體不會一下就變好，而要過一陣子才能得到飲食改變帶來的好處。例如，當一位心臟病人開始吃素、戒菸並開始認真善待自己的身體，他很快就會覺得身體狀況變好，原本的胸痛在幾週內就不見了，這時他會急著想要進行激烈的運動。事實上，他原本累積幾十年的動脈阻塞並未完全消失，因此不宜過度運動。沒錯，我們有辦法逆轉動脈阻塞對身體造成的傷害，但並非一蹴可幾，所以這位心臟病人運動的強度應保持在醫師設定的範圍內。

如果你患有第一型糖尿病，會發現在運動當下和運動後，血糖都會急速下降。第一型糖尿病患如果使用胰島素或促進胰島素分泌的藥物，例如格力本、格力匹來、glimepiride、nateglinide和repaglinide等，也會有同樣的情形。這些病患必須對低血糖症保持高度的警覺性，注意隨時配合血糖的變動來調整進食的計畫、藥劑用量和運動量。

但有時候會發生相反的現象：運動過後發現血糖反而暫時變高了。一組位於佛羅里達的研究團隊指出：患有第一型糖尿病患的兒童，若是在踏步機上進行4次15分鐘的運動，中間各休息5分鐘，他們的血糖會從原本的平均值159毫克／公合降到112毫克／公合。至少有

¼的兒童在運動當時和運動結束後，立刻發生低血糖症，他們當天晚上也比較容易有血糖過低的現象。

運動可以降低血糖，而且效果很快。當然，要是你為了避免發生低血糖症而吃太多食物，血糖會變得太高。

基於以上這些原因，你一定要和醫師商討藥量、飲食和運動計畫，並根據需要進行調整，這樣才能確保運動的安全。

開始運動，Go！

OK，醫師現在已經同意讓你運動，你也找到幾個志同道合的朋友，現在你準備好要開始運動了！若以為我要逼迫你慢跑、舉重幾小時，或對你說教：「要努力才會有收穫」，現在可以鬆一口氣了。我們是希望你能享受到樂趣，最後把運動變成生活的一部分。

就有氧運動而言，假設沒有和健康有關的運動限制，我建議你每星期有5天找出時間做半小時的快走運動，也可以改成每星期運動3次，每次快走1小時或做其他較激烈的運動；還是**把半小時的走路運動拆成3次10分鐘或2次15分鐘的運動，但不要持續2天沒運動**。走路的運動效果雖沒有激烈運動來得好，但會是一個好的開始。

最重要的是找到適合的運動時間。有一個朋友告訴我，她如果午餐前沒有完成運動計畫，那之後就不可能有機會了，因為每天都會突然出現一些雜事要處理，下午和晚上幾乎不可能找到空閒時間運動。最好將運動放在行事曆裡，好像跟自己有約，有夥伴同行更好。

你可以用計步器追蹤自己的進展。我們的研究調查就是使用計步器來記錄參與者每日總步伐數，及「有氧步伐」（持續10分鐘的步伐）的總數。參與者也能在計步器裡設定要走多遠，並追蹤走了幾公里，甚至估計共消耗多少卡路里。你可以測量每天通常走了多少步，

然後慢慢增加步數。一般判斷的依據是，對健康的人來說，1天走10,000步就算夠激烈的運動，但你的體力或精力可能沒法達到這目標，不要試圖想超越醫師所定的運動極限。

擅長治療糖尿病的足科醫師或護士（有糖尿病教育者認證）能幫你照顧好足部。這很重要，運動有時會造成足部受傷或使舊傷加劇。你會很訝異，許多人竟沒發現足部的傷口日漸惡化，還照常運動。

醫師會衡量進展，並建議你是否應該增加運動的強度。隨著耐力逐漸增強，你會發現自己的精力充沛，體重和血糖也都控制得較好。

找出喜歡的運動項目

運動可先從走路開始。準備好做其他運動時，想想你喜歡什麼？

• 有氧運動課程不但有趣、可和旁人有互動，有時候也夠激烈。
• 跳舞是一種很棒的運動，而且音樂通常比一般有氧運動課程好聽。
• 網球不管是單打或雙打都是很好的健身方式。
• 許多健身俱樂部都會規劃壁球或手球的課程或比賽。
• 打高爾夫球時如果用走路的方式進行，會是不錯的運動。
• 當地的跑步俱樂部常會組成一些訓練團來協助想完成5公里賽跑、10公里賽跑、半馬拉松或完整馬拉松的民眾。
• 圖書館可以借到許多運動的錄影帶或光碟。

若想進行抗阻力或柔軟度運動，建議你找一位私人教練，這不但較安全，還能為你量身打造一份運動計畫，並運用正確的器材。不只專業運動員才能獲得專業運動的知識和技術，你也有機會。私人教練可以設計完整的運動計畫，包括有氧運動、肌力鍛鍊和柔軟度訓練。

大部分健身俱樂部都有提供私人教練，甚至為了吸引你加入會員，他們還提供1次免費諮詢。為什麼不趁機利用呢？如果不打算加入健身俱樂部，那就和私人教練約一個諮詢時間，這樣你還是可以取得合適的運動計畫。過一陣子後，再和私人教練約下一次的諮詢時間。

　　對第二型糖尿病患而言，若沒有和健康有關的運動限制，美國糖尿病協會建議1週做3次抗阻力訓練，並要使用到所有主要的肌肉群，其中必須包括用舉重器做3組的動作，每組動作重複8到10次，且舉重器要夠重，最好是你至多只能舉起8到10次的重量。

不要怪罪自己也沒必要羞恥

　　運動和飲食一樣，大多數人都尚未達到目標——很多人都沒有心律監視器，也沒有最新的運動鞋或可以裝iPod的短褲。

　　當我們和別人聊到運動的話題、聽到陌生的健身術語時，很可能會覺得一頭霧水。沒運動的時候就像沒有吃健康食物一樣，會帶來罪惡感或羞恥感。有時家人和醫師會想用責罵的方式逼迫我們運動，但不管他們是如何高談闊論，都比不上我們加諸在自己身上的罪惡感來得嚴重，好像沒運動就是極大的道德缺陷。若你就是這種人，請將罪惡感或羞恥感拋到一旁，讓心中這些想法完全消失。請對那些引起你罪惡感的朋友說：「截至目前為止，你只是在示範牛頓第一運動定律的前半部。現在你即將準備要探索這運動定律的後半部。」

　　即使有時中斷運動，也不要太過責備自己。假設你有幾天，甚至好幾週沒有執行運動計畫，不要浪費時間唉聲嘆氣，因為在執行運動計畫的路上，每個人都會在半途上摔倒，只要拍拍身體的灰塵，繼續勇往直前就對了。如果運動很有趣，朋友和家人也一起參與，而且你循序漸進並持之以恆，那麼你就得到成功的祕方了。

Part 3
從頭到腳變健康
Complete Health

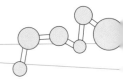

⑫ 別讓糖尿病弄壞你的心臟

首先要痛宰膽固醇

對許多人來說，飲食改變的療效可以和藥物媲美，有時甚至能夠超越藥物。

所謂「成功控制和逆轉糖尿病」不但代表能夠確實掌握血糖值，而且意味著你將能夠重獲健康並且維持在最佳狀況。

就算你曾經一度失去健康，並不代表從此就走向一條不歸路。如果之前健康狀況不佳，或是糖尿病曾經損害你的心臟、眼睛、腎臟和神經，全面改造飲食對你的健康會有極大的幫助。在本章和下一章，我們將探討如何保持心臟和身體其他部位的健康。

正視你面臨的風險

目前你大概已知個人得到心臟病的風險。醫師已經為你測量膽固醇和血壓，也了解自己的家族病史。你可能正在使用藥物來控制膽固醇和強化心臟。下一步就是要好好認識這些風險，更重要的是學會如何逆轉疾病。

為了正確評估你得到心臟病的風險，醫師會綜合考量你的年紀、家族病史、吸菸習慣、體重、血膽固醇和血壓等等因素。然而，我認為即使你以上這些項目全部正常，也要假定自己還是屬於危險群，這樣是比較謹慎的作法。大部分北美和歐洲的居民在初入成年期時，就已經出現動脈阻塞的現象，這是心臟病的前奏。若是得到糖尿病還會更增加罹患心臟病的風險。與其問自己：「我是不是屬於高危險群？」還不如就直接這樣認定比較安全，更重要的是採取行動來保護自己。

有些證據顯示不同的危險因子損害不同部位，例如吸菸、高血壓和高膽固醇特別會傷害心臟；高血糖值則是影響眼睛和腎臟裡細微的血管。這樣的說法或許沒錯，但其實不論是吸菸、高血壓、高膽固醇或高血糖值都會增加心臟和微血管的併發症。

亦敵亦友的膽固醇

讓我們看看現在要痛宰哪些敵人，先從膽固醇開始。

你的身體運用膽固醇的模式和工廠使用石油的方法相同。膽固醇是一種原料，身體需要用它才能製造許多物質，你或許不敢相信，膽固醇是身體製造某些荷爾蒙的原料，像睪酮素和雌激素。細胞周圍的薄膜也含有膽固醇，它好像糨糊一樣，將這些細胞膜緊密黏在一起。**如果沒有膽固醇，你就會變成一堆癱在地上的凝膠。**

我們可以這樣比喻：就像煉油廠用卡車將滿載的石油送到工廠做成塑膠或凡士林，同樣道理，你的肝臟會將含有膽固醇的分子供應給細胞利用。

想像一下，如果煉油廠一下子發出太多油罐車，結果運出來的石油大大超出實際的需要，那會發生什麼情形？日積月累下來，道路就

這是基因造成的嗎？

瑞克來找我們求診時是45歲，對飲食改變的療效不抱多大的希望。他的父親同時有心臟病和糖尿病，他自己則是膽固醇長期偏高。以前的飲食法都讓他很失望。幾年前，醫師建議他限制紅肉並多吃魚肉和雞肉，但這些飲食改變無法讓他感受到任何效果。他說：「我的問題是基因造成的，只有把爸媽換掉才救得了我。」

我告訴他：基因的確有其影響力，但是現在就此斷言還太草率，這是因為我們還沒有協助他採用和以前大不相同的飲食習慣。

我為他敘述本章的內容，他決定試一試（後續發展請見第204頁）。

會被油罐車所堵塞。有些油罐車還可能出意外，發生漏油事故而造成交通混亂。

膽固醇也會在身體造成類似的問題。如果血液裡有太多膽固醇，會造成另一種交通阻塞。

在血液裡循環的膽固醇顆粒很容易就受到損害。一旦傷害造成，這些膽固醇顆粒就會形成突起的疣狀物，我們稱之為粥狀硬化斑塊，那很像動脈壁上的小傷疤。

這情形很危險，因為粥狀硬化斑塊很脆弱，有可能出現裂痕甚至霹啪爆裂，當粥狀硬化斑塊一旦爆裂，周圍的血液就會開始凝結變成血栓。血栓會像軟木塞一樣把動脈塞住，造成血液無法流通，如果這現象發生在輸送血液到心臟的動脈，部分心臟的肌肉就會死亡。這就是一般俗稱的心臟病，醫界稱之為心肌梗塞。

要解決此問題，我們必須降低血液裡面的膽固醇顆粒數量。還好這點我們做得到，儘管以前的飲食法只能稍微降低膽固醇，本書所描述的飲食改變卻有戲劇性的效果。

逆轉心臟病

目前有許多計畫是用飲食和生活習慣改變，來處理膽固醇問題和逆轉心臟病，其中以迪恩・歐尼胥醫師的計畫享有最高的聲譽，他的醫學團隊位於加州索薩利托的預防醫學研究機構。

歐尼胥醫師受訓於哈佛大學，他在1990年發表的研究結果創造

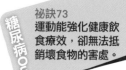

祕訣73
運動能強化健康飲
食療效，卻無法抵
銷壞食物的害處。

糖尿病Out

了醫學歷史，他證明合併飲食和生活習慣的改變能夠
逆轉動脈硬化。他的研究結果發表在《美國醫學協會期
刊》、《刺胳針》和其他聲望很高的期刊上。

　　在這項突破性的研究中，歐尼胥醫師將他在舊金山地區醫院募集
的心臟病人分為2組。其中一組，控制組的病人必須遵從一般醫師提
供的飲食建議和療法。大致來說，這種飲食法限制紅肉攝取，但傾向
食用雞肉和魚肉、減少油脂量並服用適當的藥劑。

　　另外一組，也就是實驗組，則採用完全不同的方案。他們完全不
使用降膽固醇的藥物，反之，他們開始進行一份很特別的飲食法。首
先，因為膽固醇只存在於動物性食品內（肉類、乳製品和雞蛋），歐
尼胥醫師的研究計畫於是選擇素食餐飲。請牢記在心：**穀類、豆類、
蔬菜和水果都是零膽固醇**，所有植物性來源的食品皆然。

　　這些食物不但零膽固醇，而且也完全不含動物性脂肪，這特性
更為重要。在此要說明一點：膽固醇和脂肪是不一樣的物質——膽固
醇是細胞膜內的微小成分，所有動物細胞內都有膽固醇；脂肪則不一
樣。以下這些都是脂肪：烤牛肉的白色條紋、雞皮下面黃黃的那一層
東西，以及鮭魚排在你手指上留下的油漬；動物性油脂無所不在，隨
處可見，你只要吃進動物性油脂，身體就會製造膽固醇。

　　因為我生長於北達科塔州，很小就認識到什麼是動物性油脂。我
媽媽早上有時候會為我和4個兄弟姊妹煮培根當早餐，待培根熟了以
後，媽媽就會把培根放在廚房紙巾上瀝油，然後她會小心翼翼地提起
鍋子，把油倒進一個罐子收藏。她沒有把培根油放到冰箱裡冷藏，只
放在廚櫃裡面，她知道培根油只要冷卻以後就會變成像蠟一樣的固態
物。第二天，她用湯匙將培根油舀出來煎蛋。她的小孩採用這種飲食
法，竟然還能活到成年期，真是不可思議，但在還未認清培根油的真
面目之前，我們4個兄弟姊妹一直都是這樣吃的。

因為培根油在室溫能保持固狀，所以必定含有大量的飽和脂肪，你可以把飽和脂肪認定為「壞」脂肪，因為它會使血膽固醇值升高。

Dr.柏納德小提醒　什麼是飽和脂肪？

如果你想知道飽和脂肪這個名稱的由來，其實它是有邏輯依據的。如果你用高倍顯微鏡觀察脂肪，它看起來會像是一串長鏈碳原子，每一串約有18到20顆原子，每一串碳原子上面會附著一些氫原子。如果有一串碳原子完全被氫原子「淹蓋」（也就是飽和），脂肪會變成像蠟一樣的固態物，我們稱之為飽和脂肪。如果脂肪串上面的氫原子沒有完全覆蓋住碳原子，這種脂肪就叫做多元不飽和脂肪，多元不飽和脂肪是液狀的。如果脂肪串上面只有一顆沒被氫原子覆蓋，這種脂肪就叫做單元不飽和脂肪，橄欖油和芥花油的單元不飽和脂肪含量很高，在室溫時是液狀，但放在冰箱就變固狀。**飽和脂肪會使血膽固醇值升高。**

所有的油脂都同時含有不同種類的脂肪。以牛油來看，約有50%是屬於飽和脂肪，其他50%包括各種不飽和脂肪；雞油約有30%是屬於飽和脂肪；魚油的飽和脂肪約占15%到30%；植物油的飽和脂肪含量要低很多，但熱帶地區的油品例外，像椰子油、棕櫚油及棕櫚仁油的飽和脂肪含量都很高。

有些食品公司會透過氫化的方式來改變植物油的結構，使其變得類似飽和脂肪，這樣處理過的油就是反式脂肪，亦稱作部分氫化脂肪，這種脂肪呈固態狀，而且可長期保存。缺點是，這種脂肪和奶油或豬油一樣，會對膽固醇值有不良的影響。餐廳油炸的食物和一般點心小吃都含有這種脂肪。如果你在產品成分表看到部分氫化植物油的字樣，建議你最好改選擇其他較健康的產品。

所以，你現在應該可以理解為何歐尼胥醫師要把素食當作健康

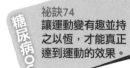
生活的計畫之一。植物食品完全不含膽固醇和動物性油脂，歐尼胥醫師也把植物油的用量減到最低。

實驗結果十分亮眼。素食者的胸痛很快就完全消失了。壞膽固醇平均降幅整整有40%。1年後，受試者全部進行血管攝影——一種能顯示心臟動脈阻塞的X光片，歐尼胥醫師將結果和實驗之前的影像作對照。比較結果令人驚嘆：冠狀動脈，即提供肌肉細胞營養的動脈——阻塞竟然逐漸消失了，動脈的血流變得暢通無阻。素食療法成效實在極為卓著，82%的病人在1年以後就發現血管攝影和以前大不相同，這套方法完全不需要施行心臟繞道手術、血管成形術或是使用降膽固醇的藥劑。

小心！膽固醇就在你身邊

閱讀到此，你可能已經開始打哈欠說：你早就知道膽固醇和飽和脂肪是壞東西，也知道要減少這2樣壞東西的攝取量。你說：「早就試過了！」

嗯，問題就在這裡。多年來醫界一直建議大眾「減少」膽固醇和飽和脂肪的攝取量。很多人改吃牛肉油脂較少的部位，並盡量多吃雞肉和魚肉，但這樣做卻沒有帶來多少效果，許多人發現他們即使做了這樣的飲食改變，膽固醇值卻幾乎沒有變動。他們執行這種「低脂」飲食法沒一兩個月，就準備要放棄了。

結果我們發現，光是不吃紅肉而改吃白肉還是不夠。原因就在於：所有的肉類，即使是瘦肉的部位，都含有膽固醇，含量從每28克鮪魚的10毫克到每28克蝦子50毫克不等，雞肉和魚肉則位於中間，大約28克含25毫克膽固醇。紅肉、雞肉和魚肉的脂肪含量很高，就算是瘦肉的部位亦然。

當然在相比之下，**所有的植物性食品完全不含膽固醇和動物性脂肪：每一種水果或蔬菜、每一種豆類、穀類、每一種米類、義大利麵和薯類，以及所有植物製品皆是如此。**

因此，如果你降膽固醇的策略是不吃牛肉，改吃雞肉和魚肉，那只會變得事倍功半。如臨床實驗顯示：不吃紅肉而改吃白肉對膽固醇值影響不大，約只能降低5%。大部分採用這樣飲食法的人，動脈問題也沒有顯著的改善。一般說來，他們動脈阻塞的情形愈來愈嚴重。

為什麼沒有人告訴我？

當歐尼胥醫師的研究結果發表之後，大部分醫界的權威都願意相信這是相當健康的方案，但也有許多人覺得這計畫太過嚴苛，很少人能夠真的確實遵守，然而，我在仔細研究這個計畫之後卻發現並非如此。這飲食法並不會太難。事實上，以執行難易度來說，歐尼胥醫師的方案和醫界建議的任何一種飲食法不相上下。讓我分享一下個人的經驗。

我從小成長於畜牧的天地裡，家裡每天吃的東西都差不多：烤牛肉、烤馬鈴薯和玉米，除了在特殊節日，我們會改吃烤牛肉、烤馬鈴薯和豌豆。

我是在念醫學院時決定改變飲食方式的。一開始，我試著做義大利麵，並用新鮮番茄、羅勒和香料做麵醬；之後我發現：中國和墨西哥餐廳的菜單除了牛肉、雞肉和魚肉之外，還有許多可口的蔬菜料理；日本餐廳也提供美味的味噌湯、沙拉和蔬菜壽司；中東料理雖簡單但十分美味，像鷹嘴豆泥、鷹嘴豆丸子和北非小米等等美食；泰國、印度和衣索比亞餐廳也都有數不完的素食菜色。在和這些高雅的料理相比之下，我家鄉的烤牛肉、烤馬鈴薯和玉米，實在稱不上是美

食的極致。對我而言，改採植物為主的飲食等於開啟了另一個新鮮口味的世界，而且一點也不困難。

在1980年代晚期得知歐尼胥醫師的研究結果時，我當時正任職於喬治華盛頓大學的心理診所，我致電歐尼胥醫師，建議我們一起研究參與者對此種飲食法的接受度。我搭機至舊金山，訪問每位心臟研究的受試者的感想，我的問題包括他們對食物的喜好度、準備餐點的困難度、家人對此飲食的看法，以及他們未來的計畫。

我發現素食組一開始的確有些許抱怨，他們必須認識新食物並學會一些新的烹飪技巧。平均而言，他們需花費4週的時間才能完全習慣這種飲食法，但是他們適應得很好，部分原因在於療效十分驚人：他們的膽固醇值驟降、胸痛消失，並且成功扭轉了心臟疾病。你大概不敢相信，受試者平均在第1年就減去10公斤。他們最後都愛上此飲食法的食物。

其中一位受試者的反應令我印象非常深刻——他很生氣。因為他之前的醫師都只急著開藥，不管那些藥是否可能對身體有害，有些醫師甚至要動手術，想藉此收取龐大的費用，但對飲食改變的療效卻隻字不提。整體而言，參與者不但能夠接受這種飲食法，他們更覺得醫師一定要讓病人決定是否要採取飲食療法。

訪談結果中，令我意外的並非素食需要適應期，或病人很快就愛上素食，我真正驚訝的是控制組的反應。控制組不需採用素食，他們竟然也叫苦連天；有些人說他們的飲食都是雞和魚，同樣的菜色每晚不斷地重複，有些人好像覺得生活的樂趣都消失了。更重要的是：「完全沒有值得炫耀的成果。」許多人還是有胸痛的問題，還是用藥物在控制膽固醇，只能說在打一場敗仗。

我在多次研究大眾對各種飲食法的反應之後發現，純素飲食還比一般飲食法容易實踐——部分原因在於素食餐飲比較單純。想要遠離

垃圾食物和戒菸、改掉壞習慣一樣，徹底禁食比每天少量食用容易成功，而且由於療效十分顯著，你會想堅持下去。

幾年之後，研究人員也針對特定的心臟病人進行了調查，這些病人都在醫師建議下進行飲食改變，研究目的在追蹤他們飲食計畫的成功率。這段期間，我檢視了所有的調查結果。當時一般都認為醫師不應該要求病人做太極端的飲食改變，因為擔心病人會很快就舉雙手放棄。但研究結果證實並非如此。控制下的研究顯示，**當醫師只要求病人做小幅度的飲食改變，病人就只能做到小幅度的改變，而當醫師鼓勵病人做大幅度的飲食改變時，大部分的受試者不但能達到要求而且因此獲得更佳的療效。**這你也做得到。為了心臟的健康，你應該採取最佳的飲食法。

心臟病不要來

現在讓我們暫時離開歐尼胥醫師在加州的研究中心，來到俄亥俄州拜訪顏東尼。他生於中國的一個長壽家族，這家族幾乎從來沒聽過心臟病、體重問題、糖尿病、癌症和高血壓。他們都吃米飯、麵條和各式各樣的蔬菜料理，肉類只是用來調味，就像西方使用洋蔥、大蒜和松子一樣。1949年東尼遷居至美國後，他逐漸遺忘傳統中式料理，轉而改吃美式飲食。隨著一年又一年過去，和許多美國朋友一樣，他的體重慢慢增加，心臟開始出現問題，而且日漸惡化，最終需要施行5條動脈的心臟繞道手術。

後來他很幸運能夠參加克里夫蘭診所為心臟病人所進行的計畫。醫師卡爾德威爾·耶瑟斯庭（Caldwell Esselstyn）的療法在以降低膽固醇值來達到阻止心臟病的目的，他給病人的處方是排除乳製品和不含添加油脂的素食餐飲，並指導病人烹飪技巧，有時還舉辦晚餐聚

會，於會中示範一些家常菜色。若是病人只依靠飲食而無法將膽固醇值降至150毫克／公合以下時，他才會開藥。

這項計畫最後成功了！卡爾德威爾·耶瑟斯庭醫師的病人幾乎像打了心臟病的免疫針，雖然他們一開始的健康情況相當糟糕，但所有確實遵行本計畫的人都不再出現心臟的問題。東尼的膽固醇值有了非常顯著的改善，他不但減輕了體重，而且感覺健康比前幾年好多了。

卡爾德威爾·耶瑟斯庭醫師在1991和1997年2次召集美國心臟科醫師研討膽固醇和動脈疾病的問題。他公開發表信念：醫師應該要倡導健康的飲食法；指出：如果醫師持續提供療效不彰的飲食法，病人還是得服用愈來愈多的處方藥、醫師還是得忙著為病人進行血管成形手術和冠狀動脈繞道手術、醫療支出也將繼續飆高。

卡爾德威爾·耶瑟斯庭醫師的這番建議十分中肯，而且許多人都能為他提出見證，如顏東尼、他的病患以及愈來愈多的醫師。

具有特殊療效的食物

閱讀至此，你應該已經知道要避免哪些食物了──只要不吃動物性產品和添加的油脂，就可以避免吃進膽固醇和會使膽固醇上升的脂肪。當然若是為了避免糖尿病，這些食物也是碰不得的。然而，你的飲食內容可能需要加入幾種特定的食物，因為這些食物可以降低膽固醇或避免膽固醇有可能造成的傷害。

• 燕麥、豆子和大麥含有能夠降低膽固醇的可溶性纖維。你一定聽過燕麥粥、燕麥圈和其他燕麥產品都有降膽固醇的效果，這其實正是這些產品大受歡迎的原因，但別忘了不起眼的豆子亦有可溶性纖維，所以也能降低膽固醇。每天吃113克的豆子就能明顯降低膽固

醇。常吃豆子的人膽固醇值比其他人平均少了7%;壞膽固醇平均少了6%;三酸甘油酯少了17%;好膽固醇比其他人平均多了3%——這些都是健康的轉變。蔬菜和水果裡面也含有可溶性纖維。

- 大豆製品特別具有降膽固醇的效果,原因除了大豆完全不含膽固醇和動物性脂肪之外,大豆蛋白本身還具有某種特殊的成分,能夠進一步降低膽固醇。如果將牛肉漢堡改成大豆漢堡,你不但可以避免吃進牛肉中的膽固醇和脂肪,同時還能得到降膽固醇的好處。

- 某些堅果,像杏仁和核桃也能降膽固醇。沒錯,杏仁和核桃與其他堅果一樣含有非常高的脂肪,但是這2種堅果卻具有降低膽固醇的效果,目前研究人員仍無法解釋箇中原因。研究顯示,連續4週每天食用85克,就會帶來明顯的效果。然而,我並不建議你每天規律地食用堅果,因為雖然杏仁和核桃有降低膽固醇的效果,由於脂肪過高的關係,會無法減重,並且妨礙你為了增進胰島素感受性所做的努力。

- 某些人造奶油添加了植物固醇,能夠阻止小腸吸收膽固醇,有類似藥物的效果。Benecol Light奶油抹醬是用芥花油和大豆油製成,裡面添加了萃取自松樹的植物固醇,可用來烘焙或煎炸食物,但是這種抹醬熱量和脂肪含量都不低:每一湯匙有50卡。人造奶油和堅果一樣都會影響你減重的成果。

- 大蒜也能降膽固醇,但並非所有實驗都顯示療效。在有療效的實驗中,每天食用量約為½瓣到1瓣。

- 水果和蔬菜不但零膽固醇而且脂肪含量極低,其中的β—胡蘿蔔素、維生素C和維生素E還能降低血液中膽固醇對身體造成的傷害。當膽固醇顆粒在血液中流動時,有些會進入動脈壁並造成粥狀硬化斑塊,這些硬化的膽固醇顆粒都出現受損或氧化的現象。β—胡蘿蔔素、維生素C和維生素E能夠防止因膽固醇顆粒而受到的傷

害，即使這些顆粒在血液中自由流動也不會影響健康。橙黃色的蔬菜像紅蘿蔔、番薯和南瓜都富含 β—胡蘿蔔素，但其實綠葉蔬菜也是胡蘿蔔素的寶庫；維生素C不只存在於柳橙中，許多其他的蔬菜和水果含量也很高；維生素E的健康來源則包括全穀類、蔬菜和豆類。

將飲食療法發揮到最高的境界是多倫多大學的大衛·詹肯斯醫師，他的思考模式是這樣的：假如純素飲食（不含肉蛋奶）能夠降低膽固醇、水溶性纖維（例如燕麥麩）可以降低膽固醇、大豆能降低膽固醇、植物固醇會降低膽固醇的話，把這些食物全部放到處方裡，那會有多大的療效？於是他將這些要素全部綜合在一起，設計了一套特殊的療法，稱之為「精華飲食法」，此療法最後證實：若將這些精華聚集起來，病人的壞膽固醇值在4週內就可以降低29.6%，這種效果不輸給專門用來降低膽固醇的藥物。

好習慣降低膽固醇

許多研究結果提供了降低膽固醇的理想飲食法，現在讓我們扼要說明。關鍵步驟如下：

1. 排除動物性食品。你最好避免肉類、乳製品和雞蛋，如果能夠完全不碰這些食物，那就屏除了飲食中所有的動物性脂肪和膽固醇，你已經知道這樣做對預防糖尿病很有幫助，心臟一樣也會受益。

2. 將植物油用量減到最低。為了盡量減少飲食中的油脂，請勿使用油膩醬汁、油炸物和添加多餘油脂的料理。務必看清包裝食品的成分表，如果看到動物性產品或部分氫化油脂，就不要購買那樣產品。另外，在食物中的每一分量裡，脂肪超過2至3克的，也不要購買。

一頭鑽入燕麥粥的瑞克

之前介紹過的瑞克在一開始雖然對本飲食法有些擔憂，但最後卻適應得相當好。他學會如何用乾燥湯包做出快速又豐盛的蔬菜湯，並在湯裡加入番茄、小黃瓜、甘薯和手邊現成的蔬菜；他常煮義大利麵，而為了方便，經常使用罐裝的番茄麵醬；他也常吃沙拉和煮熟的蔬菜。原本健康外食對他是很大的挑戰，但後來他發現異國餐廳提供許多選擇性。勇於提出要求也很重要，當想吃蔬菜拼盤時，餐廳會樂意為他特別服務。他也查出哪些速食餐廳有提供素漢堡和沙拉吧、哪間餐廳可以點到一份像樣的豆泥捲餅。

他立刻就愛上素肉製品——用大豆蛋白製成的燻製粗香腸、火腿和其他即時冷肉片——他會拿這些被他戲稱為假肉的產品來夾三明治，再加入番茄切片、生菜和第戎芥末醬。有時候他吃簡單的豆子飯或市售包裝好的米飯料理（咖哩飯、西班牙燉飯等等）；他也很喜歡吃庫斯庫斯（譯註：俗稱北非小米，但其實是小麥製品）；早餐則「一頭鑽入」燕麥粥；在家裡和上班地點也都準備了香蕉和其他水果。

雖然他覺得此飲食法出乎意料的簡單，在一開始還是遇到一些瓶頸。他給自己的食物分量都不大，而且都不再吃第二盤，因為續盤好像作弊一樣。結果常餓著肚子。解決方法：多吃一點即可。另一方面，因為我建議吃豆子，結果他一口氣吃了太多，竟然造成胃腸不適。事後，他將豆類的分量減少了一些，就不再有類似困擾了。

他的妻子也慢慢開始進行素食餐飲，結果體重不但減輕了，而且精力比以前幾年要旺盛許多。

當瑞克來到診所做追蹤血液抽檢時，他已經完全適應這種飲食法，而且對檢查結果超滿意。才3個月的時間，他的膽固醇已經從210降至145，其中壞膽固醇更是遠遠低於100。不要訝異，這個人就是一開始說他需要換一套基因的瑞克。他有感而發：「說真的，這不是一種飲食法，而是一種生活方式，一種適合我的生活方式。我絕對不會再採用以前的飲食法，因為我已經找到和我最契合的飲食方式。」

3.**多吃些有特殊療效的食物。** 燕麥、豆子和大豆製品等都是好選擇，這些食物熱量不高，但卻會令你很有飽足感，而且確實能夠降低膽固醇。更何況，在三餐裡吃一些這類食物也並不困難。

- **燕麥：** 每天早餐吃一碗傳統的燕麥粥，並視個人口味添加肉桂粉，但是請勿添加牛奶或砂糖，可以改用豆奶。

- **豆子：** 豆子和燕麥一樣，含有能夠降低膽固醇的可溶性纖維。不論是烤豆、黑豆加莎莎醬，或是夾花豆的墨西哥薄餅，都富含可溶性纖維、蛋白質和全方位的營養。現在一些豆農還專精培養鮮豔美麗的珍藏品種。

- **大豆：** 要在每日的飲食中多喝點豆奶是很簡單的一件事。建議最好

再多認識各種不同的大豆製品，例如低脂豆腐、天貝和組織化植物蛋白等等。有些人原本不大敢吃豆腐，但是在嘗過用正確方式料理的豆腐料理之後，卻反而愛上它的口味。

4. 如果你過重，請確實遵守第6章的減重法則。每減輕0.45公斤，膽固醇值就可以降低1毫克／公合，減重對降低膽固醇值的效果雖然是漸進的，仍不可小覷。

5. 運動。如果醫師認為你可以運動，你會發現這對降膽固醇幫助很大。運動不只能降低總膽固醇，還可以提高好膽固醇，好膽固醇可以增進全身的健康。規律運動（1週快走30分鐘5次，或1週快走1小時3次）也可以保持血壓正常。請和醫師依據你目前的健康狀況共同決定運動的目標（請見第11章）。

8週後檢查膽固醇值

想知道你的計畫是否奏效很簡單：請確實遵守計畫原則，8週後請醫師為你檢查膽固醇值。如果沒有達到自己設定的目標，請仔細檢查飲食內容：你是否有完全遵照計畫原則？若你絲毫沒有偏差，但膽固醇值卻沒任何變動，那有可能就是基因造成的，這情形非常少見。

如果單靠飲食沒有辦法降低膽固醇值，請聽從醫師的建議，有可能需要服用降膽固醇的藥物。有些醫師相信，即使膽固醇值在正常範圍，藥物還是會有幫助，目前這方面的研究還在進行中。

提高「好」膽固醇

以高密度脂蛋白顆粒形式存在的膽固醇之所以被稱作好膽固

醇，只有一個原因：它正在離開身體。就像是搬運廢物的小垃圾車一樣，幫你清掃動脈壁，並將膽固醇帶走。如果你的好膽固醇太低，採取下面這些步驟會有幫助。

1. 運動。如前所述，規律有氧運動雖然對壞膽固醇沒有明顯的影響，但可以增加10%的好膽固醇。

2. 多吃豆子。每天固定吃豆子和其他豆科植物的人，他們的好膽固醇值比不吃豆子的人高出3%。

3. 多吃蔬菜水果。維生素C也能夠提高好膽固醇。

4. 避免部分氫化油脂。這種油脂對膽固醇值會有負面的影響：提高壞膽固醇，降低好膽固醇。請仔細看清食物的產品成分表，特別是麵包糕點類和零嘴小吃類。

5. 減重。低脂純素飲食的好處之一，就是可以藉由減重來提升好膽固醇。本書提供的飲食計畫可以幫助你達到減重的目標。

6. 如果你抽菸，請立刻戒菸。戒菸也有助於提升好膽固醇。

降低三酸甘油酯

醫界將血液裡的脂肪稱作三酸甘油酯，醫師通常希望降低它們，因為這會減少得心臟病的機率。降低三酸甘油酯很簡單，請參照前述提高好膽固醇的步驟，特別是減重、運動和多吃豆類——多吃豆類能夠

Dr.柏納德小提醒 為什麼叫三酸甘油酯？

三酸甘油酯的名稱來自於脂肪的運送過程，身體在運送脂肪分子的時候，會先將3個脂肪分子附在1個甘油（因為有3個脂肪分子，所以稱為三酸甘油）上面，再將它們運送到血液中的水性環境。

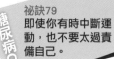

降低17%的三酸甘油脂。另外還有一個步驟相當重要：避免砂糖、精製白麵包和第4章提到的高升糖指數食物，這類食物似乎會使三酸甘油酯上升，但富含纖維的低升糖食物則相反。若能遵照這些原則，將會發現三酸甘油酯快速下降。

一個飲食法解決多重問題

如果將本書從頭念到這裡，應該會得出一項令人振奮的結論：你不需為了解決不同的問題，如治療糖尿病、降膽固醇和減重，就採取3種不同的飲食法。如果飲食法避免動物性食品、少用植物油，並且著重攝取高纖的低升糖指數食物，這3個問題就可以同時解決。

降低糖化血色素和降低膽固醇對心臟一樣有益，將血糖控制好的病人將來發生心臟問題的機率愈低。

低脂純素飲食法也能夠幫助控制血壓，因為在減重的同時，血壓也會降低，但是素食對血壓的影響比對體重的影響還要大。以植物為主的飲食可以攝取到很多鉀，這種礦物質有助於降低血壓。不含動物性脂肪的飲食還能夠降低血液的濃稠度（也就是說，血液質地變得像水一樣，比較不像油脂），所以血流比較暢通無阻。

對許多人來說，改變飲食的療效可以和藥物媲美，有時甚至能夠超越藥物。然而如果在你盡了最大的努力之後，不知為何卻仍無法控制膽固醇、血壓和血糖，你的醫師會開立藥物來彌補食療的不足。

⓭ 小心你的神經、眼睛和腎臟

吃好食物拒絕併發症

如果你以為病情絕對會惡化下去,請務必三思。命運其實掌握在自己的手上!

塞爾溫在58歲時得知我們正在徵求參與研究計畫的受試者,他來自千里達,在20年前被診斷出罹患糖尿病,這疾病嚴重影響到他的眼睛健康,現正接受青光眼的治療。

神經病變使他更是痛苦,研究還未開始的前18個月,他的足部每天愈來愈痛。他說:「這種痛苦實在難以忍受,從小腿以下的部位都十分疼痛,特別是在左腳,而且愈到下午愈痛。每當下班回到家裡,我一定得把雙腳抬高。晚上的時候,足掌不但又痛又癢,而且皮膚還有燒灼感。」

塞爾溫為了找出疾病發生的原因,做了許多檢查,最後醫師認定是糖尿病所造成的。雖然他每天使用2次胰島素,但還是無法控制住糖尿病。

他開始練習伸展運動,似乎稍微減輕了一些痛苦。當我們正式展開研究時,他就進行低脂純素飲食法,這種飲食法不但適合他的口

糖尿病
有救了

味，而且大大改善了病情。在研究初期，他的糖化血色素值是9.1%，自從改採我們的飲食計畫之後，他的血糖就快速下降。在1個月內，他就出現幾次低血糖症，所以醫師為他減少胰島素的使用量，儘管藥量減少了，他這3個月的糖化血色素竟降至7.7%，雖然暫時未能達到健康值，還是有很大的進步。

研究進行6個月後，他注意到一個特別的現象。他說：「我發現身體出現極大的轉變，原本我實在痛苦至極，但最近發現痛苦慢慢減輕了。」每天情況愈來愈好轉，他幾乎感覺不到什麼痛苦，到最後他自己都大感驚訝——疼痛完全消失了。他說：「我已經變得完全和正常人一樣，現在沒有再出現任何疼痛了。」

假如有一種藥可以達到這樣的效果，那一定會大受歡迎。他說：「我像完全變了一個人一樣。」

健康飲食不僅能夠降低血糖，還有助於全身的健康。如果沒有好好控制住糖尿病，高血糖不只會損害心臟，還會傷害神經、眼睛和腎臟，還好你將進行的這項計畫能夠避免這些問題的產生。本章將告訴你如何保持全身各部位的健康。

預防神經病變

糖尿病患容易罹患2種神經方面的病變。

• 周邊性神經病變

又稱「感覺神經病變」，是指發生在控制感覺和肌肉運動的神經受損。這種病變會造成足部和手部又痛又癢，偶爾會出現麻木或無力的現象。你一定要嚴肅看待這些徵兆，因為雖然有時病情會有所改善，但如果一不小心，有可能就急速惡化。

足部神經遲鈍有時候會讓你忽視足部的傷口，如果神經沒有感

覺，就不會注意到小割傷或小擦傷，傷口癒合速度也會變慢，結果會導致潰爛或感染。糖尿病人常常最終必須截肢，假如病人有好好照顧足部，絕對不會走上這條路。

•自主神經病變

是控制身體內部功能的神經出現不正常的現象，這會造成消化問題，像是噁心、嘔吐、便祕或腹瀉；膀胱控制和性功能也會受到影響；其他症狀包括暈眩、昏迷、出汗量大增或大減、視覺困難（例如無法適應強光和黑暗），以及容易忽略身體發出低血糖症的警訊。

要預防和治療神經病變的關鍵在於控制好糖尿病，特別是將血糖維持在正常值，這方面可以先從飲食和運動下手。如果你已經出現神經病變，請再重新詳閱第4章，並確實遵守裡面提到的飲食原則，目標是在醫師指導下，將血糖控制在最佳狀況。如果單靠生活習慣轉變並無法控制住血糖，醫師還是可以用藥物輔助治療。

話雖如此，你不應該一開始就想依賴藥物。飲食和藥物有時會有非常強大的療效，加州外瑪健康和教育機構的米爾頓·克蘭（Milton Crane）醫師就證實了這一點。他要求21位出現周邊神經病變的病人做2件事：開始進行低脂純素的飲食，和每天走路30分鐘。結果出現快速又強大的療效：17位病人在2週內腳部的疼痛完全消失，其餘4位病人的痛苦也得到部分的緩解。

治療神經病變的營養補充品

研究人員已經測試下面4種補充品的效果，然而目前還需進一步實驗來調查可用性、恰當的劑量以及適用的族群。現在研究仍無法證實這些產品可以治療神經病變，所以我並非建議你去服用這4種補充品，但你最好還是知道它們可能會有些什麼樣的效果。

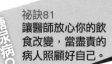
- 硫辛酸:似乎能夠改善神經病變的症狀。這是一種強力的抗氧化劑,有助於增進循環系統的健康。研究實驗是採用靜脈注射和口服式,目前仍未建立最佳的服用量。
- γ—亞麻油酸:是一種omega-6脂肪酸,健康食品店通常都有販售。每天服用480毫克似乎有助於改善神經病變的症狀。
- 肉鹼:糖尿病人1天服用1,000毫克可以減輕神經病變的痛苦。
- 鎂:1天服用300毫克似乎能減緩神經病變的惡化速度。

如果你已經出現神經病變

若足部的神經已經受到損害,必須定期做檢查並用心照顧足部;如果已經喪失部分感覺,請務必每天檢查足部,看看是否有受傷或感染,有紅腫的部位則要特別注意,需要立刻就醫。避免赤腳走路——假如你的足部已經喪失部分感覺,那即使踩到刮傷皮膚的東西,你也不會發現。穿著合腳的鞋子才不會長水泡,試穿新鞋時動作要緩慢,才不會壓傷足部。腳趾甲要保持健康,並注意不要過分修剪。假使你的視力不良或是修剪指甲困難,可以請足部醫師幫你檢查足部或修剪指甲。

一定要注意眼睛的健康

眼睛是一台精緻的照相機,為你捕捉周遭環境,將細節精準的傳達到腦部,你才得以觀察和記憶。眼睛的許多部位如同相機一樣脆弱,很容易就受到傷害。雖然每個人的眼睛都很脆弱,但糖尿病患更需特別注意。保護眼睛的最佳方法是控制好血糖、血壓和膽固醇。

眼睛有3個部位特別脆弱:第一,眼睛前面的部位壓力會增高。

前眼房的眼壓升高會導致視網膜和視神經受損，這就叫做青光眼。第二是白內障，這會影響水晶體的透明度。第三，視網膜的血管會受到傷害。讓我們看看如何避免這3種長期性的病變。

青光眼

青光眼有許多不同的類型，通常是眼睛內部的壓力擠壓到視網膜微細的血管，不但傷害血管也破壞視神經。

高血壓還有高血糖都會增加罹患青光眼的機率，最佳的防護之道就是善用本章以及本書其他部分的資訊，將血壓和血糖值控制在最佳狀態。如果及早發現青光眼，治療（用處方眼藥滴劑）效果通常都非常良好。

初期的青光眼可能完全沒有症狀，所以至少1年要請眼科醫師為你做一次檢查。

白內障

如果眼睛的水晶體從原本水晶般澄澈的鏡面，變成像蠟紙一樣混濁的話，醫師會診斷為白內障。你可能會出現視力模糊、複視、虹視或看遠方物體有困難的近視等現象，以及在強烈陽光下或夜晚開車時會畏光。

雖然近幾年白內障手術已經有長足的進步，最理想的情況還是保持眼睛的健康，還好，你可以採取許多預防的方法：

第一，請勿吸菸並防止眼睛受到強光的傷害。

第二，如果你遵照第4章為糖尿病患所設計的飲食法，也可以改善眼睛的健康──必須避免動物性食品、將植物油用量減到最低，以

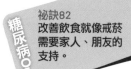
及選擇低升糖指數的食物。這些步驟已被證明有助於降低得到白內障的風險。研究顯示：避免高脂食品的人比較少發生白內障的現象。

避免乳製品的人也比較少得到白內障。一般說來，不食用乳製品的人得到白內障的機率比其他人低了許多。問題不是乳脂肪，而是乳糖，也就是牛奶的糖分。

乳糖在消化道會釋放出半乳糖，這種物質會進入水晶體，缺乏分解半乳糖酵素的嬰兒在出生後1年內就會得到白內障。現在研究人員仍在調查乳製品是否確實會造成白內障，但因為有這層可能的關連，我們最好還是避免食用乳製品。

某些特定的食物可以保護眼睛，最珍貴的要算是綠葉蔬菜，如綠花椰菜、菠菜、羽衣甘藍、綠葉甘藍和芥末葉。這些食物含有豐富的抗氧化素：葉黃素和黍黃素，這2種物質可以保護水晶體。富含維生素C和維生素E的食物也有幫助。維生素C存在於柳橙、甜椒、香瓜、草莓和奇異果中；其他較容易被忽視的來源是十字花科蔬菜：綠花椰菜、球芽甘藍、白花椰菜和羽衣甘藍；番茄和甘薯也含有維生素

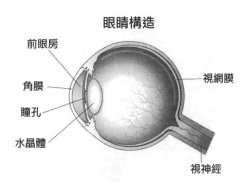

眼睛構造

前眼房
角膜
瞳孔
水晶體
視網膜
視神經

C；維生素E的健康來源是煮熟的菠菜、豆奶、芒果、小麥胚芽和一般綜合維他命。最後，避免酒精的人得白內障的機率比其他人少10%。即使適量飲酒，像1星期小酌2次，都會增加罹患白內障的風險。

視網膜病變

視網膜位在眼睛的後方，作用類似相機的底片。視網膜裡有無數的神經負責為大腦接收並傳達影像訊號。你的視網膜和底片一樣脆弱，高血糖、高血壓和高膽固醇都會傷害視網膜，這就稱之為視網膜病變。視網膜病變有2種主要形式：

- 非增殖性視網膜病變：當毛細管膨脹，造成體液滲出到視網膜中，就會造成脂肪增生，這就是非增殖性視網膜病變。大部分的非增殖性視網膜病變都不算嚴重，不需特別的治療，但最好還是定期請眼科醫師為你檢查眼睛，以確定病情沒有惡化。
- 增殖性視網膜病變：當微血管過度受傷時就會封閉起來，這時不正常的新血管就會在視網膜內增殖，這些新生血管相當脆弱，一旦出血就會導致傷疤，甚至造成視網膜剝離。眼科醫師會用雷射治療非正常的血管。

糖尿病人或多或少都會出現視網膜病變，還好有很多防範病情惡化的方法。良好的血糖控制可保護眼睛，現在你應該在這方面駕輕就熟。降低血壓和膽固醇也有助益，前述的飲食法能幫助你達到目標。如果單靠飲食無法改善血糖，醫師會視情況開藥。視網膜病變初期也沒有症狀，所以必須定期請醫師檢查眼睛，並用食物能救命的心態來選擇你的餐飲內容。事實上，食物的確攸關視力的好壞。

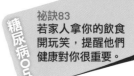

糖尿病Out

祕訣83
若家人拿你的飲食
開玩笑,提醒他們
健康對你很重要。

找回健康的腎臟

腎臟是由無數個小過濾器所組成的,這些腎絲球負責淨化血液、將廢物送到尿液、保留住蛋白質和其他正常的血液成分。如同視網膜的小血管很容易受損,腎臟的小血管其實也是一樣脆弱。高血壓、高血糖和高膽固醇值都會傷害腎臟的小血管,這就會造成醫師所稱的腎臟病。

腎臟病若未及時控制住,可能最終得洗腎或作腎臟移植,沒有人願意走上這一條路。下面是一些你可以採取的飲食步驟。

首先,請遵照第4章為糖尿病患所設計的飲食法。對腎臟健康而言,減少脂肪和膽固醇的攝取、降低血糖和血壓雖然都極為重要,但更要注意避免攝取動物性蛋白質,因為動物性蛋白質會大大增加腎臟的負擔,而攝取植物性蛋白質卻可以保護腎臟。

這是相當重要的一點,所以請特別聽我再做進一步說明。許多人因為蛋白、雞胸肉和黑線鱈魚的蛋白質含量極高,所以將這些食物視為健康食品。其實我們之所以要避免這類食物,正是因為它們的高蛋白量。你所攝取的動物性蛋白質愈低,得到腎臟病的機率也愈低。從植物性食品攝取蛋白質要安全得多,像豆類、蔬菜和穀類都是很健康的蛋白質來源。

低脂純素的飲食法不但完全不含動物性蛋白質、膽固醇和動物性脂肪,還能夠降低血壓,這對維持腎臟健康也很重要。

第二,一定要避免菸草。吸菸的壞處不勝枚舉,其中之一就是會傷害血管。

如果你在盡了最大的努力後,仍無法降低血壓、血糖和膽固醇,醫師會開藥治療。有時候,即使這些數值都正常,有些醫師還是會開藥來保護你腎臟的組織,這要視個人健康情況而定。

我們最近的研究追蹤了受試者的腎臟健康。為了讓研究人員衡量他們尿液中白蛋白的流失量，他們必須在2天內每24小時採集尿液一次。受試者在開始採取新飲食之前，先做了一次檢查，22週後又再做了一次。

在這段時間內，採取美國糖尿病飲食法的受試組，平均白蛋白的流失量減少了21%，這要算正面的改變。然而，純素飲食組的優勢在於完全沒有攝取動物性蛋白質、動物性脂肪和膽固醇，他們平均白蛋白的流失量減少了56%，不到剛開始的一半。

變健康並保持健康

你的體重可能持續增加、藥量愈來愈高，或出現1種以上的併發症，我的目標就是要逆轉這些情勢。不管你的目標是有效減重、不再復胖、減低或完全停藥、逆轉心臟病還是改善視網膜病變的併發症，現在我們知道這都是有希望達成的。如果你以為病情絕對會惡化下去，請務必三思。命運其實掌握在自己的手上！

⑭ 給臨床醫師的Memo

別讓病人討價還價

當醫師委婉告訴病人，只要「大部分時間遵守即可」或「盡力就好」，其實等於害他們誤入歧途。

　　雖然本書設計是用來給糖尿病患利用，有幾點必須提出來供醫師和醫護人員參考。你之後就會發現，這份計畫不但效果很好，而且你會很願意全心投入。以往病人總是抱怨一般的糖尿病飲食法療效不彰，只能依賴愈來愈高的藥量，醫護人員對這情形早已司空見慣。但醫師和病人都覺得，本書的方針不但令人耳目一新，且療效極高。

　　對採行本計畫的人來說，醫護人員扮演著重要的角色。在治療糖尿病的過程中，他們負責教育和鼓勵病人，並兼具從旁指導和追蹤進展的任務。

　　我們的研究調查發現，使用胰島素或胰島素分泌促進劑的病人在改善飲食之後，通常會發生低血糖的現象，所以當病人開始進行這項新飲食法的時候，你要預先告知他們也許會出現低血糖症，也要準備隨時視情況調整藥量。另外，他們必須知道低血糖症是由於藥劑所引起的，並非他們身體狀況出了問題。下面再進一步說明。

醫護人員的角色

　　醫師和醫護人員有很多方法協助病人面臨飲食上重大的轉變。當然，首先一定要鼓勵病人改變。很多人都親眼看到父母或祖父母最後必須面臨糖尿病可怕的併發症，諸如眼睛問題、腎臟疾病或甚至截肢，而也有許多人是自己經歷到神經病變或其他問題後，才決定要認真看待這疾病。病人必須知道，如果他們能夠聽從你的建議，其中包括保持良好的飲食習慣，最後還是有希望避免這些問題，這絕對是千真萬確的。

　　你最好告訴病人這份飲食法和他們之前嘗試過的完全不同，而且可能需要學習一些新技巧。他們將會發掘一些新食品、新餐廳，或在常去的餐廳的菜單裡，發現以往沒注意到的餐點。如果醫師自己很熟悉這些食物選擇，那就能給予病人最大的協助。如果你尚未採用過低脂純素飲食，我強烈建議你嘗試看看。你不但能夠得到健康方面的助益，一旦有了親身經驗，將更能回答病人的問題，而且會發自內心去鼓勵病人改變。

　　首先你可以幫助病人找出一段時間——像是3個星期——來嘗試這個飲食法。暫時不用決定要一輩子都堅持下去，但在這3星期內，病人必須百分之百確實遵照本書的原則，以期能夠得到最大的療效。一旦病人發現這個飲食法所帶來的效果，他們很可能就會想持之以恆地實施下去。

　　有時候你會想給這飲食法大一點的彈性——千萬不要這麼做。當醫師委婉告訴病人只要「大部分時間遵守即可」或「盡力就好」，其實等於害病人誤入歧途。如果病人是有酗酒或吸菸的問題，醫師絕對不會叫病人努力就好，因為醫師都知道病人若想要戒絕菸酒，他們必須確實貫徹戒癮計畫，還想「討價還價」的病人將無法達到目標。

採行飲食計畫和戒絕菸酒一樣，醫師最好能鼓勵病人百分之百確實遵守，不能有一點差池。

有時一些病人會不小心又回到之前的飲食模式，當病人故態復萌時，他們幾乎會立刻發現體重又悄悄上升，血糖也逐漸升高。他們到你的診所時會充滿著罪惡感，很多人會用「罪惡」或「墮落」等字眼來形容食物。我建議你對此還是抱持正面的態度，**不要對病人進行道德式的說教，最好還是將焦點擺在生理問題，這才是值得討論的地方**。就生理上而言，當病人飲食中又出現脂肪，很可能細胞內又開始累積細胞內脂質，這很可能會降低他們的胰島素感受性。請鼓勵他們站起來重新出發。

有些時候，醫師必須鼓勵某些病人勇於攝取富含碳水化合物的食物，因為有些病人在學會計算碳水化合物的方法之後，很可能覺得這類食物對身體健康不好；現在正流行的低碳水化合物飲食法，對此誤解更有推波助瀾之效。醫師應該要提醒病人，在以碳水化合物為傳統主食的地區，像是亞洲國家，他們都以米飯和麵點為主食，和西方國家比起來，他們很少食用肉類和乳製產品，得到糖尿病的機率長久以來也都很低。

為了確保病人得到完整營養，你可以要求他們服用每日綜合維他命，這對所有病人來說，都是很好的建議。想要攝取到充足的維生素B12，與其記住哪些純素產品有添加B12，還不如直接服用維他命。

注意低血糖症

使用胰島素或胰島素分泌促進劑的病人，很容易發生低血糖的現象，尤其是在改善飲食和減重之後。

以我的經驗來看，有約半數使用sulfonylurea或nateglinide的病人

以及絕大部分使用胰島素的患者，通常在採用低脂純素法後幾週內，就會發生低血糖症。

　　病人會很高興看到健康有顯著的改善，以往的藥量現在已經太強了，可是他們仍不清楚為什麼會發生低血糖症。醫師一定要告訴病人那是藥劑引起的，而非病人身體的問題。病人一定一開始就要先知道該如何處理低血糖症，也要計畫好該向誰求助。當然，最緊急的時候要先測量血糖、服用葡萄糖錠，或吃一些東西，這些是病人自己可以做到的。你還是應該告訴病人更詳細的處理步驟，並且要求他們即使在週末也隨身攜帶你的（或是診所的）電話號碼，這樣緊急時才能連絡醫師調整藥量。本書第130頁有詳細說明如何處理低血糖症。

其他資源

　　在治療糖尿病人時，你一定要和領有執照的營養師密切合作，他們最好也獲得糖尿病教育者的認證，同時是美國飲食協會裡「素食營養飲食實踐組」的成員，這小組裡有許多專精素食教育的營養師。

　　2006年，美國責任醫療醫師委員會（PCRM）成立了一個免費且非營利的網站NutritionMD.org，裡面不但提供病人和醫師營養知識，也教育大眾如何實踐低脂純素的飲食法。網站也有數百種食譜、超市購物單及許多好用的資料。請善加利用並鼓勵病人多多上網瞧瞧。

附錄 I 菜單和食譜

本部分的菜單和食譜是由資深主廚、食譜設計師和食物評論家的布莉安娜·克拉克·葛魯根所設計。她來自加州，現定居英屬哥倫比亞，所著作的烹飪書籍內容涵蓋廣泛的食物種類和烹調技巧，有簡單快速的食譜也有極富民族特色的料理。

布莉安娜設計的料理口味既濃郁又具特殊風情，而且嘗起來就是和一般餐點不一樣。你會發現，她的料理風味會超越食材本身的口感和香氣，每道菜餚都巧妙融合了簡單的食物和精選的香料，造就了它們與眾不同的美味。

也許她是故意利用食物的第5種味道。西方口味習於甜鹹酸苦4味，但食品科學家很久以前就發現舌頭還能嘗到第5味，描述第5味最好的形容詞也許就是「美味」（亞洲廚師稱之為「鮮味」）。數十年來，食品研究員早已發現，肉類食物和加了增味劑（如味精）的料理會讓我們舌尖感受到這種美味。當然，講究健康的廚師希望能用較健康的食材來觸動我們的味蕾。布莉安娜發現，某些食物特別的組合的確能夠增加料理的美味和香氣。

這裡收集的食譜是針對各種不同的口味而設計，兼具各式料理風格，有大眾化的口味也有比較異於傳統的風味。食譜裡面若是含有不常見的原料，我們都會在附錄II中特別說明。在此非常感謝營養師嘉柏麗·透那·麥格利（Gabrielle Turner-McGrievy）女士和營養師珍妮佛·萊利（Jennifer Reilly）女士為本書提供更多食譜。

如何蒸炒

很多食譜需要用到蒸炒，這是不用油脂來炒菜的調理法。作法如下：

用中火將厚重的不沾鍋或炒菜鍋加熱，裡面放入要煮的食材（例如洋蔥片或其他蔬菜），然後加入1、2湯匙的液體（水、低鈉高湯或酒），水量只

要加到食材不會黏鍋即可。不要一次放太多食材，不然就會變成燉菜了。調到強火讓液體蒸乾，邊用木鏟或湯匙攪拌，直到食材達到希望的熟度。

你可以用這個方法來做焦糖洋蔥。作法如下：一旦鍋子底部和邊緣的洋蔥開始焦糖化，立刻加入一些液體，然後將剩餘的洋蔥和鍋底的攪在一起，持續攪拌直到洋蔥變色且軟滑為止。小心不要燒焦了。

也可以用微波爐來蒸炒。將食材和液體（1至2湯匙）倒入一只玻璃器皿，如10吋圓烤盤或派餅盤，蓋上一只玻璃蓋或可微波的盤子。用強火微波5分鐘，直到蔬菜變軟為止，然後再拿出來繼續下一料理步驟。有微波爐的人都知道，你可以用它來烹調蔬菜但沒辦法拿來爆香蔬菜或讓食物焦糖化。如果想要有焦糖或酥脆的口感，那要用傳統爐火才行。

1週健康菜單

第1天	早餐	・蘋果燕麥粥 ・豆奶
	午餐	・眉豆甘薯湯 P241 ・烤黑麥麵包，或發芽穀類麵包 ・橘子切片、菠菜沙拉，沾罌粟籽濃醬 P237
	點心	・水果奶昔 P232
	晚餐	・義大利麵加黎巴嫩式扁豆 P254 ・清蒸綠花椰菜 ・柳橙加蘋果醬的棗子糕 P269
第2天	早餐	・2片高蛋白燕麥格子鬆餅 P229 ・莓類切片 ・大豆優格
	午餐	・菠菜鷹嘴豆泥 P234　和發芽麥餅夾蔬菜 ・柳橙、藜麥和碎小麥番茄沙拉 P247
	點心	・烤玉米脆片、莎莎醬和素食豆泥 P233

	晚餐	・印尼式炒麵 P259 ・泰式高麗菜絲沙拉 P249 ・新鮮水果	
第3天	早餐	・炒豆腐 P226 ・黑麥吐司 ・水果沙拉	
	午餐	・發芽麵包夾豆腐美乃滋 P252 、低脂素肉片和芝麻菜 ・蘑菇濃湯 P240	
	點心	・蘋果切片沾檸檬乳霜 P267	
	晚餐	・中東式檸檬朝鮮薊塔吉鍋料理 P255 ・西班牙式柳橙、北非小米飯 ・嫩葉綜合沙拉沾黑胡椒濃醬 P237 ・莓果慕斯 P268	
第4天	早餐	・果香大麥粥 P225 ・豆奶	
	午餐	・紅扁豆甘薯湯 P242 ・義大利煎餃 P245	
	點心	・生蔬菜 ・黑麥脆餅 ・菠菜沾醬	
	晚餐	・帕瑪森起司烤茄子 P261 ・綠葉沙拉加義式紅酒醋 P236 ・西班牙式碎小麥和藜麥燉飯 ・新鮮水果	
第5天	早餐	・用鬆餅鍋烤的冷凍脫脂馬鈴薯餅 ・低脂素食香腸 ・柳橙切片	
	午餐	・墨式黑豆塔可軟餅 P243 ・櫻桃番茄糙米沙拉佐朝鮮薊 P248	

	點心	・柳橙加蘋果醬的棗子糕 P269 ・植物奶
	晚餐	・巴爾幹式燉品 P253 ・脆皮黑麥麵包 ・檸檬、球芽甘藍佐素培根 P262 ・新鮮水果
第6天	早餐	・歐式冷燕麥片 P227 ・豆奶 ・新鮮水果
	午餐	・用發芽小麥麵包做美式漢堡 P247 ・綠葉沙拉
	點心	・全麥脆餅 ・塞普洛斯式黃豌豆沾蒔蘿抹醬 P235
	晚餐	・白豆燉甘薯 P253 ・發芽小麥漢堡 ・清炒波特大蘑菇沙拉 P251 ・蔓越莓、柳橙、西洋梨口味格蘭諾拉 P266
第7天	早餐	・麥果鬆餅 P231 沾蘋果醋楓糖漿 ・新鮮水果
	午餐	・大麥和冬南瓜巧達湯 P239 ・英式燕麥司康餅 P227 ・紅高麗菜沙拉佐蔓越莓和蘋果 P250
	點心	・鳳梨雪酪冰棒 P268
	晚餐	・素食綜合燉豆 P257 ・超軟大麥玉米麵包 P229 ・BLT素培根、生菜和番茄沙拉 P252 ・草莓裹巧克力醬

糖尿病
有救了
224

早餐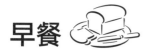

◎果香大麥粥（1人份）

　　早餐粥類請試吃蒸壓式大麥（也稱大麥雪花片），味道很好，富含水溶性纖維且屬於低升糖指數。大麥雪花片煮熟時間比燕麥久，但若你前一晚事先浸泡，可以縮短調理時間。可以視口味添加植物奶，或加一點黑糖或甜味劑增加風味。

材料

　　⅓杯大麥雪花片、⅛茶匙鹽、¾杯水、1湯匙麥麩、½顆中型帶皮蘋果或其他水果（去籽切片）、1½茶匙亞麻仁籽粉

作法

1. **前一晚**：將大麥、鹽和水放在一個微波碗裡，加蓋冷藏（烹煮大麥常會溢出鍋外，所以請用容量大於950 cc的碗）。

2. **早上**：將麥麩和蘋果或其他水果加入浸泡好的大麥，用一只微波專用盤覆蓋住碗，強火微波2分鐘，最後用中火微波4分鐘，再攪入亞麻仁籽粉。

3. **一般瓦斯爐煮法**：將浸泡好的大麥、麥麩、蘋果或其他水果放在一個不沾鍋裡，用強火煮到沸騰，同時一邊攪拌。將火力調弱，加蓋時留一點縫隙，用慢火煮15分鐘，時而攪拌。質地要像是煮熟的燕麥粥，如果太稀，就用弱火煮到喜歡的濃度。

營養標示

熱量	蛋白質	碳水化合物	糖	脂肪	脂肪占熱量來源	膽固醇	纖維	鈉
197卡	6克	8克	8克	2克	10%	0毫克	42克	252毫克

◎炒豆腐（1人份）簡單

　　如果你手邊已經準備好自己搭配的豆腐調味炒料的話，那麼炒豆腐完成的時間就約和炒蛋差不多。首先搖勻或攪勻調味炒料，然後用量杯測量需要的分量。炒豆腐可以拿來夾在早餐豆泥捲餅、發芽小麥做的塔可軟餅或玉米薄餅裡，再加上莎莎醬即可。也可拿來代替傳統墨西哥早餐裡的煎蛋。

材料

1. **豆腐調味炒料**：1杯營養酵母雪花片、5湯匙又1茶匙洋蔥粉、4茶匙咖哩粉、4茶匙鹽、4茶匙薑黃粉、4茶匙小茴香粉
2. **炒豆腐**：1½茶匙調味炒料、115克低脂硬式絹豆腐、2湯匙低脂豆奶（可以不加）

作法

1. **混合**：用乾品攪拌器或迷你食物處理機混合營養酵母雪花片、洋蔥粉、咖哩粉、鹽、薑黃粉和小茴香粉。放在密封罐保存。
2. **炒**：將豆腐和炒料混合放在一個中型碗，視口味加入豆奶，用一只厚底不沾鍋煮到喜歡的稠稀度，時而用鏟攪拌。
3. **微波爐煮法**：將原料放在微波專用盤中，混合均勻以後加蓋，用強火微波（115克約需2分鐘、225克約需3.5分鐘、340克約需5分鐘、455克約需7.5分鐘）。

變化

- **炒豆腐什錦**：視個人口味可加入素培根切片或素火腿、素培根碎片、蒸炒洋蔥片、青蔥、蘑菇、紅椒或番茄。如果是用微波爐料理，請將蔬菜放在盤子底部、豆腐（和炒料混勻）放在蔬菜上方。用前述的微波料理方式。在擺盤前充分攪勻。

熱量	蛋白質	碳水化合物	糖	脂肪	脂肪占熱量來源	膽固醇	纖維	鈉
54卡	9克	3克	1克	1克	15%	0毫克	1克	252毫克

◎歐式冷燕麥片（4人份）

柏徹（Bircher）燕麥果泥發源自瑞士，營養價值很高，是一種生食但易於消化的早餐麥片。市面上販售的種類，價格通常相當昂貴，但是如果你願意在前一晚預先準備，也可以用簡單的方法快速自製最傳統的歐式冷燕麥片。食用時可視口味添加植物奶、大豆優格、黑糖、楓糖漿或龍舌蘭糖漿。

材料

1½杯燕麥或其他全麥麥片、1½杯水、2湯匙燕麥麩、2湯匙黑醋栗（或葡萄乾、其他乾果）、¼茶匙鹽、2顆中型帶皮蘋果（削成細片）、3湯匙檸檬汁

作法

1.**前一晚**：將燕麥和水放在碗中，放置冰箱冷藏。

2.**食用前**：在浸泡好的麥片上灑上麥麩、黑醋栗或葡萄乾、蘋果和檸檬汁。

注意事項：如果只要做1人份，請用6湯匙燕麥片、6湯匙水、1茶匙麥麩、1茶匙乾果、一點鹽、½個小蘋果（切絲）、2¼茶匙檸檬汁。

營養標示

熱量	蛋白質	碳水化合物	糖	脂肪	脂肪占熱量來源	膽固醇	纖維	鈉
173卡	6克	36克	11克	2克	10%	0毫克	6克	122毫克

◎英式燕麥司康餅（12人份）

剛出爐時，請立刻享用，放太久會失去風味。可搭配低糖果醬食用。

材料

1杯傳統燕麥、1¼杯全麥烘焙用麵粉（非一般全麥麵粉）、1茶匙糖、½茶匙烘焙用蘇打粉、½茶匙鹽、1¼杯低脂豆奶、1湯匙檸檬汁（或者使用醋糖、葛縷子）

作法

1. 將烤箱預熱至攝式205度。用乾品攪拌器將燕麥打成細粉狀，倒入一個中型碗，加入麵粉、糖、烘焙用蘇打粉和鹽，充分混合均勻。

2. 將豆奶和檸檬汁或醋倒入一個小碗。再加入剛剛混合好的燕麥麵粉糊，用叉子稍微攪拌一下。

3. 然後用大湯匙舀出豆奶燕麥泥，放入2個不沾烤盤（或將烘焙紙鋪在一般烤盤上），總共可做出12個小圓丘，用手指將圓丘上方抹勻。烤約15分鐘，趁熱時用叉子分成2半。

4. 若想做成班諾克烤餅形狀：將麵糰分成2半，手沾濕後，將麵糰揉成2個8吋的圓糰，各放置在一個9吋的蛋糕不沾烤盤（或是將剪成圓形的烘焙紙鋪在一般烤盤上）。用刀子將圓糰切成6個楔型狀，烤15到20分鐘。

5. 灑上糖或葛縷子。

變化

- **黑醋栗司康餅**：加入¼到½杯乾黑醋栗，也可加入¾杯蘋果細絲。
- **香草司康餅**：加入½杯你喜歡的新鮮香草，測量分量的時候，不用特別將香草壓扁。
- **香草班諾克烤餅**：成品很像佛卡夏麵包，製作快速，是很好的點心。在燕麥司康麵糰裡加入½杯香草，將麵糰分成2半，作法和班諾克烤餅相同。用指尖將麵糰上方按壓出許多小洞。用噴霧器在麵糰上面噴點水，然後灑上粗鹽或大豆帕瑪森起司，也可以灑上蒸炒式或香烤式蘑菇片、甜椒和（或）洋蔥。食用時可佐以義式紅酒醋。

營養標示

熱量	蛋白質	碳水化合物	糖	脂肪	脂肪占熱量來源	膽固醇	纖維	鈉
77卡	3克	15克	1克	1克	9%	0毫克	2克	144毫克

◎超軟大麥玉米麵包（6人份） 簡單

你可以在很短的時間內做出這個高纖低脂玉米麵包，烘焙時間只需15分鐘。最好使用傳統石磨研製的玉米粉。

材料

¾杯黃玉米粉、½杯大麥粉、⅓杯全麥麵粉（烘焙用麵粉或一般全麥麵粉皆可）、2湯匙糖、2茶匙烘焙粉、½茶匙鹽、¼茶匙烘焙用蘇打粉、1杯低脂豆奶、¼杯原味蘋果醬

作法

1.將烤箱預熱至攝式220度。在一中型碗裡將黃玉米粉、大麥粉和全麥麵粉、糖、烘焙粉、鹽和烘焙用蘇打粉攪拌均勻。

2.加入豆奶和蘋果醬，再次攪拌至均勻為止。

3.將麵糊用刮匙舀進1個8吋的烤盤，將上方抹至滑順為止。烤約15分鐘，趁熱將玉米麵包分為6等份。

營養標示

熱量	蛋白質	碳水化合物	糖	脂肪	脂肪占熱量來源	膽固醇	纖維	鈉
150卡	4克	32克	5克	1克	6%	0毫克	3克	237毫克

◎高蛋白燕麥格子鬆餅（5人份）

如果你從未親手製作這份既酥脆又超營養的格子鬆餅，你一定猜不出來

豆子竟是原料之一。只要睡前花幾分鐘浸泡豆子，早上就可以用攪拌器快速做出豆糊（如果不想添加油脂，你必須要用一只高品質的不沾鍋）。

這份格子鬆餅烘烤時間要比一般鬆餅久一點，所以最好提前製作，食用前用烤土司機加熱幾分鐘即可。如果在格子鬆餅上加點燉豆子或奶香蔬菜，就可以是一份很棒的午餐或晚餐。若想做出完全不含麩質的格子鬆餅，可以用糙米片或藜麥代替燕麥。

材料

½杯乾燥義式白豆（或白腎豆、大北豆）、2¼杯新鮮的水、1¾杯傳統燕麥、2湯匙糖（或1湯匙糖漿）、¾湯匙亞麻仁籽、1湯匙烘焙粉、1½茶匙香草萃取物（或用¾茶匙香草萃取物加上¾茶匙柳橙、杏仁或椰子的萃取物三選一）、1茶匙鹽

作法

1. **前一晚**：將豆子加入大量的水放在一個大碗中，加蓋放置冰箱冷藏，可以放置隔夜，最久可泡1星期。

2. **早上**：將浸泡豆子的水倒掉。用2¼杯新鮮的水與豆子、燕麥、糖漿、亞麻仁籽、烘焙粉、香草萃取物以及鹽一起在攪拌器裡均勻混合，攪拌至滑順、輕盈且泡沫般的質地為止。放在旁邊備用，然後預熱一只格子鬆餅專用鐵鍋。

3. 要做出4吋的格子鬆餅，將⅓杯豆糊倒入預熱好的鬆餅機內，將鍋蓋闔上，至少加熱8分鐘。如果8分鐘過後蓋子仍有點難以開啟，再加熱1至2分鐘。

4. 接下來依照同樣的方式一一料理剩下來的豆糊，記得，倒進鍋內時要先稍微將豆糊攪拌一下。如果豆糊變得比較乾硬的話，加點水就可以回到原來的質地。

5. 格子鬆餅成品應該要是金黃酥脆。可以趁熱食用，或在網架上放涼，然後放在密封盒裡冷凍。吃的時後再加入你最喜歡的配料。

營養標示

熱量	蛋白質	碳水化合物	糖	脂肪	脂肪占熱量來源	膽固醇	纖維	鈉
196卡	10克	35克	2克	3克	11%	0毫克	6克	386毫克

◎麥果鬆餅（3人份）簡單

誰會想到用攪拌器可以快速讓現磨的小麥做出口感輕盈的美味鬆餅？試試下面這道食譜。如果有剩下來的麵糰，拿來做格子鬆餅也很適合。

材料

1杯麥果（全麥仁子）、1湯匙亞麻仁籽、2杯水、⅓杯鷹嘴豆泥或低脂大豆粉、1湯匙糖、2茶匙檸檬汁、2茶匙烘焙粉、½茶匙烘焙蘇打粉、½茶匙鹽

作法

1. 將麥果、亞麻仁籽和水一起放進攪拌機中，用高速打2分鐘。再加入豆粉，續打2到3分鐘直到非常滑順為止。
2. 再加入糖、檸檬汁、烘焙粉、烘焙蘇打粉和鹽，再次攪拌至充分混合。
3. 用強火加熱一只厚底煎鍋或炒鍋（電子式不沾煎鍋加熱非常均勻），直到滴水下去會濺起來且快速蒸發為止。調降火力至中強火。將麵糊一糰一糰快速放入煎鍋，每糰之間要預留一些膨脹的空間，如果煎鍋一次放不下所有的麵糰，就分兩三次來煎。當麵糰表面出現泡沫時就輕輕的翻面，不要煎過頭了。當你將鬆餅盛起來時，表面應該要有點鼓鼓的，這樣吃起來才有蛋糕般輕盈的口感。

營養標示

熱量	蛋白質	碳水化合物	糖	脂肪	脂肪占熱量來源	膽固醇	纖維	鈉
261卡	11克	53克	6克	3克	9%	0毫克	9克	543毫克

◎水果奶昔（1人份）簡單

這個簡單快速的果昔不但適合迎接一天的開始，而且也可作為一天當中的健康提神飲料。

材料

½杯原味蘋果汁（或柳橙汁）、½杯低脂豆奶、½杯冷凍藍莓（或其他莓類）、½杯冷凍水蜜桃、1湯匙大豆蛋白粉

作法

用攪拌器或食物處理機將果汁、豆奶、藍莓、水蜜桃和大豆蛋白粉混合，攪打至滑順為止。

營養標示

熱量	蛋白質	碳水化合物	糖	脂肪	脂肪占熱量來源	膽固醇	纖維	鈉
148卡	4克	32克	13克	2克	9%	0毫克	3克	65毫克

沾醬、抹醬和沙拉醬汁

◎低脂仿酪梨醬（2杯）

這道美味的仿酪梨醬質地如奶油般滑順，適合拿來沾墨西哥式烤玉米片。

材料

140克新鮮四季豆（或冷凍小四季豆）、140克冷凍小皇帝豆、½杯低脂硬式絹豆腐（或超硬式絹豆腐）、3湯匙檸檬汁、2瓣大蒜（壓碎）、¾茶匙鹽、½茶匙小茴香粉、¼杯無糖塊狀番茄莎莎醬

作法

1. 加水淹過四季豆和小皇帝豆，煮約5分鐘或直到豆子變軟但未糊爛為止。

2. 煮熟後將水瀝乾，倒進食物處理機攪拌至滑順。再加入豆腐、檸檬汁、大蒜、鹽和小茴香粉，充分混合均勻。

3. 最後加入莎莎醬，稍微攪打一下即可。用湯匙舀出，放在碗裡加蓋冷藏。

營養標示（每¼杯）

熱量	蛋白質	碳水化合物	糖	脂肪	脂肪占熱量來源	膽固醇	纖維	鈉
37卡	2克	7克	1克	0.5克	5%	0毫克	2克	226毫克

◎豆泥（4杯） 簡單

這道無脂的豆泥口感很輕盈，而且適用於各種豆類。熱食可以做成沾醬、冷食可以做成抹醬，用於三明治、手捲或脆餅都十分美味。

材料

4½杯煮熟的黑豆（或紅豆、腎豆、花豆，亦可以用或3瓶425克的罐裝黑豆、紅豆、腎豆、花豆替代，需洗淨並瀝乾）、1個小洋蔥（切成細末）、2湯匙紅酒醋、1茶匙鹽、1茶匙小茴香粉、1茶匙乾燥奧勒岡葉粉、1茶匙乾燥大蒜粉、1茶匙辣椒粉、視口味添加辣椒醬（可不加）、幾滴煙燻調味液（可不加）

作法

1. 將豆子、洋蔥、醋、鹽、小茴香粉、乾燥奧勒岡葉粉、大蒜粉、辣椒粉放入食物處理機，視口味加入辣椒醬或煙燻調味液，攪拌數分鐘直到非常滑順為止，倒進碗裡加蓋冷藏。

2. 若想做出熱沾醬，可以用強火微波3分鐘，或用炒鍋加熱，並不斷攪拌。

營養標示（每¼杯）

熱量	蛋白質	碳水化合物	糖	脂肪	脂肪占熱量來源	膽固醇	纖維	鈉
68卡	4克	12克	0.5克	0.5克	4%	0毫克	4克	120毫克

◎菠菜鷹嘴豆泥（3½杯）

　　這是道非常受歡迎的中東鷹嘴豆醬，但是大部分的鷹嘴豆泥醬都加入太多橄欖油或芝麻醬。這份食譜裡的芝麻醬含量很低，卻加進很多菠菜或其他綠葉蔬菜，營養價值更高，顏色也更鮮豔。食用時可以搭配生蔬菜、中東式發芽口袋麥餅或零脂黑麥脆餅。如果先將鷹嘴豆（台灣又稱雪蓮子）加熱再攪拌，口感會更柔滑。

材料

　　1包285克的冷凍菠菜（事先解凍）、2杯熟鷹嘴豆（或1罐罐裝鷹嘴豆540克，加熱後瀝乾）、⅓杯檸檬汁、1湯匙芝麻醬、4～6瓣大蒜、1½茶匙鹽、1茶匙小茴香粉、¼茶匙紅椒粉

作法

1.盡可能將菠菜的水分瀝乾，用利刀切碎。先放在一旁備用。
2.將鷹嘴豆、檸檬汁、芝麻醬、大蒜、鹽、小茴香粉和紅椒粉放進食物處理機，攪拌至你希望達到的滑順度，有需要可以加一點水（放冰箱冷藏後會自然變稠一些）。最後加入菠菜稍微攪打一下。
3.將成品倒進碗裡，用保鮮膜蓋起來放進冰箱冷藏，要食用前再拿出來。

變化

• 本食譜的菠菜可以用羽衣甘藍、瑞士甜菜或綠葉甘藍代替，不論是煮熟的新鮮蔬菜，或解凍好的冷凍蔬菜皆可。

- 如果想做出口味比較傳統的鷹嘴豆泥，可以不要加入綠葉蔬菜，將鹽量減至1茶匙、小茴香粉改成½茶匙，紅椒粉一點點即可。
- 如果想做美味的紅椒豆泥，請一樣遵照上述的傳統鷹嘴豆泥食譜步驟，只要多加進½杯洗淨瀝乾的罐頭烤甜椒，然後和鷹嘴豆一起攪拌均勻即可。

營養標示（每¼杯）

熱量	蛋白質	碳水化合物	糖	脂肪	脂肪占熱量來源	膽固醇	纖維	鈉
107卡	7克	19克	0.5克	2克	13%	0毫克	6克	336毫克

◎塞普洛斯式黃豌豆沾蒔蘿抹醬（2½杯）

這道抹醬很適合搭配發芽麥餅或黑麥脆餅。因為大蒜已經煮熟，所以不會過於辛辣。

材料

1杯乾燥黃豌豆、7瓣大蒜、1顆小型洋蔥、1茶匙鹽、3杯水、3湯匙新鮮檸檬汁、2茶匙乾燥蒔蘿（或2湯匙新鮮蒔蘿）、黑胡椒粉適量、匈牙利紅椒粉（可不加）、1根新鮮蒔蘿（可不加）

作法

1. 將豌豆、6瓣大蒜、洋蔥、鹽和水放進一只中型炒鍋。待食材煮沸後，濾掉浮沫。然後將火力調低，加蓋後慢煮約30分鐘。

2. 將所有食材倒進食物處理機或攪拌機混勻（移除食物處理機上面的蓋子，好讓蒸氣散發。攪拌時取一條乾淨的毛巾，對折後稍微附蓋住機器），或用手提式的攪拌器放入鍋中直接攪打。

3. 把剩下的大蒜壓扁後倒進處理機，再加入檸檬汁和蒔蘿，一起攪打至非常滑順為止。最後用黑胡椒調味。

4.將成品倒入碗後放涼，可用匈牙利紅椒粉和鮮蒔蘿裝飾。此抹醬置於室溫時風味最佳。如果已經冷藏，只要在食用前預先拿出來回溫即可。

營養標示（每¼杯）

熱量	蛋白質	碳水化合物	糖	脂肪	脂肪占熱量來源	膽固醇	纖維	鈉
74卡	5克	14克	2克	0.5克	2%	0毫克	5克	193毫克

◎紅酒醋（1½杯） 簡單

　　這一道基礎沾醬，味道很棒，而且適用於各種沙拉。裡面的油脂替代物和果汁或水的作用不一樣，它可以幫助沾醬附著在綠葉蔬菜上。我喜歡一次做2杯份，然後將多餘的放置冰箱冷藏。

材料

1.**零脂的油脂替代物**：1杯水、1湯匙低鈉素食高湯粉、2茶匙玉米粉
2.**沾醬**：1¼杯零脂的油脂替代物、¼杯紅酒醋、1湯匙陳年葡萄醋、1瓣壓碎的大蒜、1茶匙鹽、1湯匙芥末醬（可不加）、1湯匙黑糖（可不加）

作法

1.**零脂的油脂替代物**：將水放進一只小平底鍋加熱，用打蛋器輕輕攪入高湯粉和玉米粉。用中強火加熱，一直攪拌直到質地變稠、顏色變清澈為止。
2.**沾醬**：用打蛋器將油脂替代物、紅酒醋、葡萄醋、大蒜和鹽一起攪打或用手搖勻，視口味加入芥末醬和黑糖。倒入密封罐冷藏。

營養標示（每2湯匙）

熱量	蛋白質	碳水化合物	糖	脂肪	脂肪占熱量來源	膽固醇	纖維	鈉
6卡	0.5克	2克	0克	0克	0%	0毫克	0.5克	160毫克

變化

• **義大利陳年葡萄醋醬：**用5湯匙義大利陳年葡萄醋替代紅酒醋，加入芥末醬和黑糖。

營養標示（每2湯匙）

熱量	蛋白質	碳水化合物	糖	脂肪	脂肪占熱量來源	膽固醇	纖維	鈉
11卡	0.5克	3克	1克	0.5克	3%	0毫克	0.5克	176毫克

◎罌粟籽濃醬（2杯）

這道沾醬脂肪含量很低，甜味適中，很適合用在水果沙拉或菠菜沙拉。

材料

225克低脂硬式絹豆腐（或超硬式絹豆腐，打碎備用）、170克冷凍濃縮蘋果汁（預先退冰）、6湯匙低脂豆奶、3湯匙蘋果醋、1湯匙罌粟籽、1½湯匙青蔥碎末、1½湯匙芥末醬、1小茶匙鹽

作法

將所有原料放入處理機充分攪拌均勻，倒入密封罐冷藏。食用前搖一搖。

營養標示（每¼杯）

熱量	蛋白質	碳水化合物	糖	脂肪	脂肪占熱量來源	膽固醇	纖維	鈉
45卡	3克	7克	1克	1克	18%	0毫克	0.5克	268毫克

◎黑胡椒濃醬（2杯）

這道沾醬一定會變成你的最愛，尤其若是喜歡吃菠菜沙拉的話，一定會更喜歡。若想做出奶油般柔順的口感，一定要用攪拌機。

材料

　　1½湯匙低鈉素食高湯粉、1包350克低脂硬式絹豆腐、1瓣剁碎的大蒜、3湯匙新鮮檸檬汁、1湯匙米醋、1湯匙營養酵母雪花片、1½茶匙整粒黑胡椒、1茶匙味噌、1茶匙糖、¾茶匙鹽、⅔杯水

作法

　　將所有的原料放入食物處理機中充分攪拌均勻，再倒入密封罐冷藏。食用前記得搖一搖。

營養標示（每2湯匙）

熱量	蛋白質	碳水化合物	糖	脂肪	脂肪占熱量來源	膽固醇	纖維	鈉
15卡	2克	2克	0.5克	0.5克	11%	0毫克	0.5克	123毫克

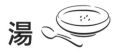

湯

◎丹麥式豌豆湯（8人份）

　　在冷天享受這道餐點真是令人滿足！這道湯適合熱熱喝，搭配德式裸麥麵包味道最佳。

材料

　　1杯豌豆、8杯低鈉素食高湯、1湯匙素培根碎末、2顆中型新種馬鈴薯（或紅馬鈴薯，削皮切片備用）、2株中型韭蔥（含綠色部分，請全部切碎）、½杯芹菜末（含葉子部分）、½茶匙乾燥香薄荷、½茶匙煙燻調味液、1包285～340克低脂素熱狗（或素香腸，對角斜切成塊狀）、鹽適量、新鮮現磨黑胡椒適量

作法

1. 用一只大型的平底鍋將豌豆、高湯和碎培根末煮沸後撈去浮沫。

2. 調降火力以後慢煮約3小時，再加入馬鈴薯、韭蔥、芹菜、香薄荷、煙燻調味液、素熱狗或素香腸，續煮30分鐘，一直到馬鈴薯變軟，叉子可以穿透為止。

3. 最後加入鹽和黑胡椒調味。

營養標示

熱量	蛋白質	碳水化合物	糖	脂肪	脂肪占熱量來源	膽固醇	纖維	鈉
184卡	15克	27克	3克	3克	11%	0毫克	7克	36毫克

◎大麥和冬南瓜巧達湯（6人份） 簡單

這道美味的湯適合在寒冷的夜晚享用。

材料

　　4杯低鈉素高湯、455克冬南瓜（削皮去子，切成2公分見方的小塊）、½顆大顆洋蔥（切碎）、170克低脂素雞肉條（先浸泡使其潤濕膨脹）、¾杯珍珠麥、225克紅馬鈴薯（切碎）、¼杯芹菜末（含葉子部分）、1½茶匙素培根碎末、1片月桂葉、½茶匙乾燥百里香、½茶匙乾燥香薄荷、1½杯低脂豆奶、鹽適量、新鮮現磨黑胡椒適量、巴西利適量（可不加）

作法

1. 將高湯、南瓜、洋蔥、素肉條、珍珠麥、馬鈴薯、芹菜、素培根、月桂葉、百里香和香薄荷全部放進湯鍋煮滾。

2. 調降火力後慢煮約30分鐘，取出月桂葉後倒入豆奶，再用鹽和胡椒調味。如果喜歡的話，可以在擺盤時灑一點新鮮現切的巴西利。

營養標示

熱量	蛋白質	碳水化合物	糖	脂肪	脂肪占熱量來源	膽固醇	纖維	鈉
204卡	11克	40克	4克	1克	4%	0毫克	8克	229毫克

◎蘑菇濃湯（4人份）

　　用食物處理機可以做出這道濃郁香醇但不含乳製品的湯品，還帶有可口的蘑菇風味。

材料

　　1顆小型洋蔥（切碎）、5杯蘑菇高湯、1片月桂葉、½茶匙乾燥百里香、⅔杯傳統燕麥、340克蘑菇（切細片）、2茶匙低鈉醬油、2湯匙雪莉酒（可不加）、鹽適量、新鮮現磨黑胡椒適量、素帕瑪森起司（可不加）

作法

1. 用厚重的不沾鍋以中火蒸炒洋蔥，煮到洋蔥變軟但尚未變色，再視情況加入一點點水防止黏鍋和燒焦（或用微波爐，以強火加蓋煮3分鐘，請用微波專用盤）。

2. 將高湯、月桂葉、百里香和燕麥倒入一只中型的平底鍋。加入洋蔥後煮滾，調降火力後慢煮約20分鐘直到燕麥變軟為止。

3. 同時用一只厚重的大型不沾鍋以大火蒸炒蘑菇，視情況加入一點點鹽和極少量水以防止黏鍋和燒焦，煮到蘑菇出水後又將水分再次吸收回去為止。熄火後備用。

4. 當洋蔥變軟之後，先取出月桂葉，再用手提式攪拌機均勻混合，或者分次將混合好的食材倒入攪拌器或食物處理機混勻（記得移除食物處理機上面中間的蓋子，好讓蒸氣散發。攪拌時記得取一條乾淨的毛巾，對折後稍微覆蓋住機器）。

5.將成品倒入鍋內，加入蘑菇、醬油、鹽和胡椒，視口味加入雪莉酒和素帕瑪森起司。趁熱食用。

營養標示

熱量	蛋白質	碳水化合物	糖	脂肪	脂肪占熱量來源	膽固醇	纖維	鈉
80卡	5克	14克	3克	1克	12%	0毫克	3克	93毫克

◎眉豆甘薯湯（6人份）

這湯品包含南方的食材：眉豆、素培根、素香腸、甘薯和綠葉蔬菜。

材料

1顆大型洋蔥（切碎）、3瓣大蒜（剁碎）、6杯低鈉素高湯、¼杯番茄糊、3杯煮熟的眉豆（或2罐425克罐裝的，洗淨後瀝乾）、2湯匙素培根碎末（或一點煙燻調味液）、2茶匙乾燥奧勒岡葉、1片月桂葉、½茶匙鹽、½茶匙紅辣椒細片、115克羽衣甘藍（綠葉甘藍或任何深綠色蔬菜也可，洗淨後除掉梗部，切成細片）、455克甘薯（削皮切碎）、2條素食義大利香腸（切成0.5公分見方的小片）

作法

1.用厚重的不沾鍋以中火蒸炒洋蔥和大蒜，煮到洋蔥變軟的時候，再視情況加入極少量水防止黏鍋和燒焦（或用微波爐強火加蓋煮5分鐘，請用微波專用盤）。

2.將高湯、番茄糊、眉豆、素培根碎末或一點煙燻調味液、奧勒岡葉、月桂葉、鹽、紅辣椒、綠色蔬菜、甘薯和素香腸倒入一只大型的平底鍋。

3.加入洋蔥和大蒜後續煮30分鐘，直到甘薯變軟為止。取出月桂葉後即可立刻上桌。

營養標示

熱量	蛋白質	碳水化合物	糖	脂肪	脂肪占熱量來源	膽固醇	纖維	鈉
257卡	16克	44克	8克	3克	10%	0毫克	10克	263毫克

◎紅扁豆甘薯湯（4人份）簡單

　　這道豐盛的湯品很適合拿來當做口味清爽的午餐，或是作為套餐的開胃菜。因為使用攪拌機將食材打碎的關係，所以造成質地非常美味滑順的特殊口感。

材料

　　2顆小洋蔥（切碎）、½茶匙小茴香粉、½茶匙薑粉、4杯低鈉素高湯、2杯甘薯（削皮切塊）、⅔杯紅扁豆（或粉紅扁豆，洗淨）、1茶匙檸檬汁、¼茶匙鹽、白胡椒適量、匈牙利紅椒

作法

1. 用一只厚重的不沾鍋以中火蒸炒洋蔥，煮到洋蔥變軟的時候，再視情況加入極少量的水，以防止黏鍋和燒焦（或使用微波爐以強火加蓋煮約5分鐘，加熱時請用微波專用盤）。接著，加入小茴香粉以及薑粉與變軟的洋蔥混合均勻。

2. 將高湯、甘薯和扁豆倒入一只中型的湯鍋，加入洋蔥後不加蓋用慢火煮約30分鐘直到扁豆變軟為止。

3. 加入檸檬汁、鹽和白胡椒。用手提式攪拌機將食材在鍋內均勻混合，或分次倒入攪拌器或食物處理機混勻至滑順為止（記得移除食物處理機上面中間的蓋子，好讓蒸氣散發。攪拌時取一條乾淨的毛巾，對折後稍微附蓋住機器）。

4. 趁熱食用，在每一個碗上灑些匈牙利紅椒。

營養標示

熱量	蛋白質	碳水化合物	糖	脂肪	脂肪占熱量來源	膽固醇	纖維	鈉
185卡	10克	36克	4克	1克	3%	0毫克	6克	158毫克

三明治和沙拉

◎墨式黑豆塔可軟餅（8人份）

墨西哥的傳統塔可餅通常是用新鮮的熱麵餅製作（非油炸式），這道用機器混勻的餡料有正宗塔可餅的傳統口味和滿足感。

材料

1. **豆腐酸奶油**：350克低脂硬式絹豆腐、3湯匙檸檬汁、½茶匙糖、¼茶匙鹽
2. **塔可軟餅**：8片6吋玉米麵皮、1½杯素食黑豆泥（第233頁）、2杯（1份）低脂仿酪梨醬（第232頁）、1杯無添加糖的番茄莎莎醬、4杯切碎的高麗菜（甘藍菜或生菜也可）、1杯豆腐酸奶油

作法

1. **豆腐酸奶油**：將豆腐、檸檬汁、糖和鹽倒進食物處理機或攪拌機混合均勻。用密封罐冷藏可保存至1週。
2. **塔可軟餅**：將麵皮加熱（見附註）。在每一片麵皮中央抹上3湯匙黑豆，加上仿酪梨醬、莎莎醬、高麗菜或生菜、豆腐酸奶油。直接用手拿著吃，可能要用到很多紙巾喔！
3. **附註**：如果是用冷凍麵皮，可以用2片微波專用盤把麵皮夾在裡面，用強火加熱1分鐘，然後將微波盤翻面再加熱1分鐘。還有很多方法可以軟化剛解凍的或新鮮的麵皮，如用極燙的乾鍋加熱、快速在燒烤架上加熱、先用

熱水潤濕乾淨的廚房布巾,再把麵皮包在裡面,然後在布巾外面包一層鋁
箔以後,放進烤箱烤至所有麵皮都變熱為止,你也可以用同樣的方式,在
攝式175度的烤箱加熱12分鐘。如果有非絕緣式的微波專用蒸架,可以在
蒸架下的盤子放一點熱水,用乾淨的廚房布巾把解凍後的麵皮捲起來,放
置在蒸架上。若是6片,就加蓋微波2到3分鐘;如果是12片,就加蓋微波4
分鐘。把加熱好的軟餅包好,一直放在蒸架上,用餐時就可以保持軟餅熱
呼呼的風味。

營養標示

熱量	蛋白質	碳水化合物	糖	脂肪	脂肪占熱量來源	膽固醇	纖維	鈉
174卡	10克	33克	3克	1克	7%	0毫克	7克	557毫克

◎蘆筍素火腿帕尼尼三明治(1人份) 簡單

這道義大利式帕尼尼三明治會成為你午餐時間的最愛。

材料

2片黑麥或發芽穀類土司、2湯匙豆腐美乃滋(第252頁)、6根細蘆筍
(清蒸或烘烤)、6片新鮮羅勒葉、2片低脂素培根(或素火腿)

作法

1. 在每片土司上抹1湯匙的豆腐美乃滋,然後依照你喜歡的方式擺上其餘的
   材料,小心不要裝太多餡料。
2. 帕尼尼三明治最簡單的作法是用電子式帕尼尼煎鍋或用闔蓋式燒烤機。定
   時5分鐘後看看麵包,如果沒有達到你想要的金黃酥脆度,就再多煎幾分
   鐘。完成後切成三角狀,趁熱食用。
3. 如果你沒有電子式帕尼尼煎鍋或闔蓋式燒烤機,可以用一只厚重的不沾鍋

或煎鍋以中火加熱，並在麵包上壓個厚重的平蓋，將兩面土司都煎到金黃色即可。

營養標示（以使用黑麥麵包計算）

熱量	蛋白質	碳水化合物	糖	脂肪	脂肪占熱量來源	膽固醇	纖維	鈉
308卡	31克	32克	0.2克	4克	11%	0毫克	6克	825毫克

◎義大利煎餃（6人份）簡單

傳統來自義大利羅馬涅區的「煎鍋水餃」其實是用義大利薄餅塞餡料製成，很像半圓形烤乳酪餡餅，但餡料是用綠葉蔬菜。這份簡易的版本是用全麥中東式口袋麵包做成。

材料

6片全麥中東式口袋麵包、225克瑞士甜菜（用甜菜葉、菠菜、甘藍菜或綜合各式蔬菜也可）、225克苦味綠葉蔬菜（如芝麻葉、紅菊苣、油菜花、芥藍菜、芥末葉、蕪菁葉或捲式菊苣）、1½茶匙碎蒜末、¼杯低鈉素高湯、¼茶匙鹽（或視口味多添加些）、新鮮現磨黑胡椒適量

作法

1. 將中東式圓麵餅對切成口袋狀。蔬菜洗淨後去梗切細。
2. 將大蒜、高湯、蔬菜和鹽放進一只大型不沾深鍋。用大火將食材煮沸後轉中火加蓋，煮至食材變軟。若鍋底還有水分，就開蓋用大火續煮，同時不斷攪拌，直到水分蒸發為止。最後加鹽和胡椒調味，放置一旁待涼。
3. 把蔬菜瀝乾後填充進口袋餅裡。把裝好餡料的口袋餅放進一只乾燥煎鍋或生鐵鍋，用大火加熱，煎到表面熱燙且有一些金黃色的小點點為止。趁熱食用，風味最佳。

熱量	蛋白質	碳水化合物	糖	脂肪	脂肪占熱量來源	膽固醇	纖維	鈉
188卡	8克	38克	2克	2克	8%	0毫克	6克	510毫克

◎地中海式素帕尼尼三明治（1人份）簡單

在義大利北邊的城市像米蘭，製作三明治的傳統已經變成一種藝術的形式，而且流傳至全歐洲和北美。在義大利販售三明治的商店從不起眼的小舖到講究高雅格調的餐廳都有，有些供應的種類超過30種。

材料

2片黑麥或發芽穀類土司、2湯匙低脂義大利油醋醬、2罐烤紅椒（洗淨後拍乾水分）、1杯嫩羽衣甘藍葉（或其他綠葉）、2顆結實的熟番茄切片（新鮮的羅馬番茄最棒，因為汁液不會太多）、½杯醃漬朝鮮薊心切片（洗淨後瀝乾拍淨水分）

作法

1. 將麵包兩面用1湯匙沾醬潤澤後，依照你喜歡的方式擺上其餘的材料。

2. 帕尼尼三明治最簡單的作法是用電子式帕尼尼煎鍋或用闔蓋式室內燒烤機。定時5分鐘後看看麵包，如果沒有達到你想要的金黃酥脆度，就再多煎幾分鐘。完成後切成三角狀，趁熱食用。

3. 如果你沒有電子式帕尼尼煎鍋或燒烤機，可以用一只厚重的不沾鍋或煎鍋以中火加熱，在麵包上壓個厚重的平蓋，將兩面土司都煎到金黃色。

營養標示（若使用黑麥麵包）

熱量	蛋白質	碳水化合物	糖	脂肪	脂肪占熱量來源	膽固醇	纖維	鈉
311卡	13克	49克	4.9克	3克	8%	0毫克	13.3克	849毫克

◎美式邋遢喬漢堡（譯註：一種美式碎牛肉漢堡）（2人份）

這份美味健康的漢堡改編自傳統最受歡迎的邋遢喬漢堡。

材料

½顆小洋蔥（切碎）、½顆小青甜椒（去核去籽後切碎）、½顆小型紅甜椒（去核去籽後切碎）、6顆中型蘑菇（切碎）、¾杯低脂素漢堡碎末、½杯脫脂燒烤醬、1湯匙番茄糊（用½杯熱水稀釋）、2片發芽小麥漢堡麵包（對切後烤香）

作法

1. 用一只厚重的不沾鍋以中火蒸炒洋蔥、甜椒和蘑菇，煮到食材變軟，視情況加入一點點水防止黏鍋和燒焦。
2. 加入素漢堡碎末、燒烤醬和番茄糊，邊煮邊攪拌醬汁，直到你希望的稠稀度。用湯匙舀進對切好的麵包裡，然後像夾三明治一樣填入餡料。

營養標示

熱量	蛋白質	碳水化合物	糖	脂肪	脂肪占熱量來源	膽固醇	纖維	鈉
218卡	14克	40克	11克	2克	7%	0毫克	6克	508毫克

◎柳橙藜麥和碎小麥番茄沙拉（8人份）

這道美味食譜是改自有名的中東沙拉，風味大大不同。

材料

½杯中型碎小麥穀、1½杯水、½杯藜麥、¾杯零脂油脂替代物（第236頁）、¼杯檸檬汁、1茶匙鹽、1茶匙香菜籽粉、2小撮肉桂粉、新鮮現磨黑胡椒適量、2杯新鮮義大利香菜碎末、1杯煮熟或罐頭眉豆（洗淨後瀝乾）、

⅔杯去籽後切碎的小青甜椒、½杯新鮮碎薄荷葉（或碎香脂草）、½杯碎青蔥、2顆柳橙皮（刮出碎末）、4罐烤紅椒（洗淨後切片）、柳橙切新月塊（可不加）、薄荷（或義大利香菜、香脂草皆可，可不加）

作法

1. 將碎小麥置於大碗，用½杯滾水加蓋浸泡30分鐘。同時用一只小鍋將藜麥和一杯水煮滾，調到小火後續煮15分鐘。熄火後放涼備用，此時也等待碎小麥完成浸泡時間。

2. 將油脂替代物、檸檬汁、鹽、香菜籽粉、肉桂粉和黑胡椒放置小碗後用打蛋器或攪拌機混合均勻。

3. 把藜麥和碎小麥混合在一起，再加入義大利香菜、眉豆、青椒、碎薄荷葉或碎香脂草、青蔥、柳橙皮、烤紅椒，和油醋醬均勻混合。如果喜歡的話，可以用柳橙塊、薄荷、義大利香菜或香脂草裝飾。做好後冷藏。食用前30分鐘拿出來回溫。

營養標示

熱量	蛋白質	碳水化合物	糖	脂肪	脂肪占熱量來源	膽固醇	纖維	鈉
136卡	5克	29克	2克	1克	7%	0毫克	7克	303毫克

◎櫻桃番茄糙米沙拉佐朝鮮薊（6人份）

這道美味的沙拉可以作為一道主餐，也可當郊遊野餐的點心或是帶去參加聚會的餐點。因為番茄和米飯冷藏後會喪失些風味，最好是放置室溫食用。

材料

3杯煮熟的印度香米（溫熱的狀態）、170克醃漬朝鮮薊（用熱水洗淨後

瀝乾切片）、1杯青蔥末、680克紅櫻桃番茄（黃櫻桃番茄或綜合紅黃番茄也可，對切）、½杯鮮羅勒、½杯零脂義大利沾醬、3湯匙檸檬汁、2瓣大蒜末、¼茶匙鹽、新鮮現磨黑胡椒適量、1顆鮮脆生菜

作法

1. 將飯盛入一只大型沙拉碗裡，加入醃漬朝鮮薊、青蔥、番茄和羅勒葉。輕輕攪拌。
2. 用一小碗或小罐混合義大利沾醬、檸檬汁、大蒜、鹽和胡椒。用打蛋器攪拌或用手搖，均勻混合後倒在沙拉上，然後輕輕攪拌。可以放在生菜葉上食用或放在個人的盤裡。

營養標示

熱量	蛋白質	碳水化合物	糖	脂肪	脂肪占熱量來源	膽固醇	纖維	鈉
153卡	4克	32克	3克	1克	6%	0毫克	4克	376毫克

◎泰式高麗菜絲沙拉（4人份）簡單

　　這道簡單的高麗菜沙拉在冬天很適合搭配亞洲料理，也會為其他料理增添辣味。

材料

　　3杯高麗菜（或甘藍菜，切細絲）、1顆中型紅蘿蔔、1顆小型甜洋蔥（切細絲）、2湯匙新鮮薄荷碎末（或2茶匙乾燥薄荷）、2湯匙新鮮香菜碎末（或用羅勒葉碎末、義大利香菜末也可以）、2湯匙低鈉醬油、2湯匙萊姆汁（譯註：即綠色、小型的「檸檬」，西方稱之為萊姆lime，大顆、黃色品種才稱為檸檬lemon）、2湯匙水、1湯匙糖、1湯匙萊姆皮細絲、1½茶匙烤香的芝麻

作法

1. 在一只盤子裡放入高麗菜、紅蘿蔔、甜洋蔥、薄荷、香菜、羅勒或義大利香菜末。

2. 在一小碗裡混合低鈉醬油、萊姆汁、水、糖和萊姆皮，倒進沙拉內均勻混合後冷藏。食用前拿出即可，擺盤前可灑上芝麻。

營養標示

熱量	蛋白質	碳水化合物	糖	脂肪	脂肪占熱量來源	膽固醇	纖維	鈉
61卡	2克	13克	8克	1克	10%	0毫克	3克	334毫克

◎紅高麗菜沙拉佐蔓越莓和蘋果（8人份）

　　這道美味的沙拉不但作法簡單、賞心悅目而且可以事先做好，很適合作為冬季節日的餐點。用攪拌機可以快速做出油醋醬。

材料

1. **蔓越莓柳橙油醋醬：**¾杯零脂油脂替代物（第236頁）、½杯柳橙汁、⅓杯新鮮或冷凍蔓越莓（切碎狀）、2湯匙紅酒醋、1½湯匙細香蔥末或青蔥末、1湯匙義大利葡萄醋、1湯匙檸檬汁、1湯匙糖、1顆大型蒜頭切成碎末、1茶匙鹽、新鮮現磨黑胡椒適量

2. **沙拉：**680克紅甘藍（切成細絲，約5杯）、¾杯新鮮或冷凍蔓越莓、2顆鮮脆的紅蘋果（切片）

作法

1. **油醋醬：**用攪拌器將油脂替代物、柳橙汁、蔓越莓、紅酒醋、細香蔥末或青蔥末、義大利葡萄醋、檸檬汁、糖、大蒜末、鹽和胡椒全部一起均勻混合。如果是預先做好，就放置密封罐冷藏。

2.沙拉：將高麗菜、蔓越莓和油醋醬放置中型沙拉碗中，輕輕攪拌。加蓋後冷藏至少2小時讓風味融合在一起。要擺盤時再將帶皮蘋果切片加入沙拉內一起混合。

營養標示

熱量	蛋白質	碳水化合物	糖	脂肪	脂肪占熱量來源	膽固醇	纖維	鈉
70卡	1克	18克	11克	0.5克	2%	0毫克	3克	251毫克

◎清炒波特大蘑菇沙拉（2人份）

這道2人份的沙拉簡單又美味。

材料

8杯洗淨的綜合沙拉嫩葉、¼杯零脂油脂替代物（第236頁）、2湯匙義大利葡萄醋、1茶匙芥末醬、¼茶匙鹽、¼茶匙黑胡椒粗粒、2片大型波特蘑菇、酒或蔬菜高湯適量、4支青蔥切段

作法

1.將綜合沙拉嫩葉分別放在2個盤子上。

2.在另外一個小碗裡面混合油脂替代物、醋、芥末醬、鹽以及胡椒。放置一旁備用。

3.蘑菇除去梗後用湯匙邊角刮除蘑菇上的菌摺。

4.用大火加熱大型不沾鍋，然後加入蘑菇。加蓋以後煮到蘑菇底部稍微變色，而且開始出汁為止，然後加一點點酒或高湯避免黏鍋。把蘑菇翻面炒至變色。

5.將蘑菇細細切片，然後均勻地擺在綠葉蔬菜上，淋上沾醬後再灑上青蔥，並立刻食用。

營養標示

熱量	蛋白質	碳水化合物	糖	脂肪	脂肪占熱量來源	膽固醇	纖維	鈉
95卡	7克	19克	4克	1克	6%	0毫克	7克	308毫克

◎BLT素培根生菜番茄沙拉（4人份）

這道沙拉食譜改自超流行的BLT培根生菜番茄三明治，但使用方便的美乃滋替代品。眾廚師們，趕快啟用攪拌機吧！

材料

1. **豆腐美乃滋**：1包350克低脂超硬式絹豆腐、2湯匙蘋果醋或檸檬汁、1⅛茶匙鹽、½茶匙乾芥末粉、⅛茶匙白胡椒
2. **沙拉**：6杯切碎生菜、6杯發芽全麥麵包烘烤後切塊、4片低脂素培根、2杯結實的成熟番茄切小塊、2支青蔥（切段）、½杯蘋果醋、⅓杯零脂油脂替代物、¼杯豆腐美乃滋、5茶匙糖、新鮮現磨黑胡椒適量

作法

1. **美乃滋**：用食物處理機或攪拌器將豆腐、醋、檸檬汁、鹽、芥末和胡椒全部一起均勻混合（或是將食材放入中型碗內，用手提式攪拌器混合）。用密封罐放置冰箱可保存約2星期。
2. **沙拉**：將生菜、麵包塊、素培根、番茄和青蔥放入大碗。
3. 把醋、油脂替代物、豆腐美乃滋、糖和胡椒放入中型碗內均勻混合，和沙拉一起攪拌均勻。將成品平分至4個沙拉碗或沙拉盤裡，立刻食用。

營養標示

熱量	蛋白質	碳水化合物	糖	脂肪	脂肪占熱量來源	膽固醇	纖維	鈉
259卡	13克	42克	11克	2克	8%	0毫克	10克	639毫克

主菜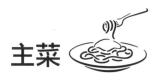

◎巴爾幹式燉品（4人份）

巴爾幹式料理和希臘料理類似。可以拿烘烤過的發芽全麥麵包或饅頭沾湯汁食用。

材料

3顆大洋蔥（切片）、3瓣大蒜（切細末）、4顆紅、黃、綠甜椒或混合3種甜椒（切成細條）、340克低脂素雞肉條、1罐395克低鈉番茄塊、1顆去籽的乾燥紅辣椒、½茶匙丁香粉、½茶匙肉桂粉、¼茶匙多香果粉、2杯低鈉素高湯、鹽適量、新鮮現磨黑胡椒適量

作法

1. 用大火加熱一只厚重的大型不沾鍋。加入洋蔥、大蒜和甜椒，蒸炒至洋蔥變軟，視情況加入一點點水防止黏鍋和燒焦。
2. 把素雞肉條放入慢鍋，煮好的蔬菜放上方，再拌入番茄、紅辣椒、丁香粉、肉桂粉、多香果粉和高湯，用強火煮3小時，最後加鹽和胡椒調味。

營養標示

熱量	蛋白質	碳水化合物	糖	脂肪	脂肪占熱量來源	膽固醇	纖維	鈉
185卡	19克	30克	12克	1克	2%	0毫克	9克	550毫克

◎白豆燉甘薯（6人份）

你只需要全麥麵包，就能享用這道美味燉品，白豆與甘薯的組合靈感取自義大利。

材料

　　1顆大洋蔥（切片）、4瓣大蒜（切細末）、3杯煮熟白豆（2個425克的罐裝白腎豆或大北豆也可，洗淨瀝乾）、1罐795克低鈉番茄塊、455克甘薯（去皮切塊）、340克羽衣甘藍（去梗洗淨切細片後稍微清蒸一下）、225克西式褐蘑菇（切細片）、½杯低鈉素高湯、½杯乾紅酒（非酒精式亦可，或¼杯乾雪莉酒）、1湯匙素培根片、1茶匙鹽、1茶匙乾燥迷迭香、1茶匙乾燥百里香、1茶匙乾燥羅勒、1片月桂葉、¼茶匙紅辣椒片、鹽適量、新鮮現磨黑胡椒適量

作法

1. 用中火在大型不沾鍋裡蒸炒洋蔥和大蒜至變軟為止，視情況加入極少量水防止黏鍋和燒焦（或用微波爐強火加蓋煮5分鐘，請用微波專用盤）。

2. 將洋蔥及大蒜和豆子、番茄塊、甘薯、羽衣甘藍、褐蘑菇細片、高湯、紅酒、素培根片、鹽、迷迭香、百里香、羅勒、月桂葉和紅辣椒片全部放進慢鍋中。小火煮6至7小時，強火煮3至4小時。完成時取出月桂葉，加入鹽和胡椒調味。

營養標示

熱量	蛋白質	碳水化合物	糖	脂肪	脂肪占熱量來源	膽固醇	纖維	鈉
257卡	14克	50克	9克	2克	4%	0毫克	12克	418毫克

◎義大利麵加黎巴嫩式扁豆（4人份）

　　這道美味的黎巴嫩料理可以當一頓正餐食用。

材料

　　5杯低鈉素高湯、1杯生的棕色扁豆（洗淨）、2顆中型洋蔥（切片）、2瓣大蒜（切細末）、1茶匙小茴香粉、4杯羽衣甘藍（綠葉甘藍、其他深綠色蔬菜

**糖尿病
有救了**

也可，或1包285克冷凍碎菠菜，解凍後擠乾水分）、115克義大利麵或細義大利麵（全麥麵較佳，折斷成約10公分長）、¼杯新鮮義大利香菜末或中式香菜末（可不加）、一點辣椒粉、2湯匙檸檬汁、鹽適量、新鮮現磨黑胡椒適量

作法

1. 把高湯和扁豆放在中型鍋內煮滾，然後調到小火加蓋煮約25分，或直到扁豆變軟但尚未糊爛為止。

2. 用中火在一只厚重的大型不沾鍋裡蒸炒洋蔥、大蒜和小茴香粉至食材變軟為止，視情況加入極少量水防止黏鍋和燒焦（或用微波爐強火加蓋煮5分鐘，請用微波專用盤）。

3. 將扁豆和高湯倒進洋蔥鍋裡一起煮。加入蔬菜、麵和辣椒粉，如果喜歡義大利香菜或中式香菜，也可以加一點。將所有食材煮滾後，把火力調至中火，掀蓋煮約10分鐘或至麵條變軟而且幾乎吸收所有的高湯為止。最後高湯應該變成醬汁狀，加入檸檬汁均勻混合，再加上鹽和胡椒調味。趁熱食用。

營養標示

熱量	蛋白質	碳水化合物	糖	脂肪	脂肪占熱量來源	膽固醇	纖維	鈉
318卡	20克	61克	7克	1克	3%	0毫克	17克	204毫克

◎中東式檸檬朝鮮薊塔吉鍋料理（4人份）

這道鮮美的燉品很適合搭配西班牙式碎小麥和藜麥燉飯。

材料

2湯匙全麥麵粉、340克低脂素雞肉條、1顆大型洋蔥（切片）、6瓣大蒜（切細末）、2杯蘑菇（切細片）、1顆大型綠甜椒或紅甜椒（去籽去心，切成塊狀）、2杯低鈉素高湯、1湯匙香菜籽粉、1湯匙乾燥義大利香菜碎末、½

茶匙黑胡椒、¼茶匙薑黃粉、¼茶匙薑粉、¼茶匙匈牙利紅椒粉、¼茶匙紅辣椒粉、1顆帶皮檸檬（去籽切片）、1罐200克醃漬朝鮮薊心（用熱水洗淨後瀝乾）、鹽適量

作法

1. 先將麵粉放在淺盤上，素雞肉條滾上麵粉，並放在一只厚重的大型不沾深鍋或煎鍋裡，用中強火煮至上色為止。從鍋中取出後放旁邊備用。
2. 把洋蔥和大蒜加到鍋內蒸炒至變軟為止，視情況加入極少量水防止黏鍋和燒焦（或用微波爐強火加蓋煮7分鐘，請用微波專用盤）。
3. 再加入煎好的素雞肉條、蘑菇、甜椒、高湯、香菜籽粉、義大利香菜、胡椒粉、薑黃粉、薑粉、匈牙利紅椒粉和紅辣椒粉。將檸檬片放在燉品最上方，調降火力後加蓋慢煮30分鐘。
4. 取出檸檬片丟掉。攪進朝鮮薊一起煮到菜變熱即可，加入鹽和胡椒調味。

營養標示

熱量	蛋白質	碳水化合物	糖	脂肪	脂肪占熱量來源	膽固醇	纖維	鈉
165卡	20克	25克	3克	1克	3%	0毫克	10克	584毫克

◎扁豆番茄紅醬義大利麵（5人份）簡單

這道醬汁因為加了紅酒（非酒精式亦可）的關係，味道特別濃郁，只要利用煮麵的時間就可以完成。

材料

455克你喜歡的義大利麵、740克零脂低鈉番茄麵醬、425克扁豆（洗淨瀝乾）、½杯紅酒（非酒精式亦可）或低鈉素高湯、鹽適量、新鮮現磨黑胡椒適量

作法

1. 根據包裝指示煮麵後瀝乾。

2. 在煮麵的同時，在一只中型鍋內混合麵醬、扁豆、紅酒（非酒精式者亦可）或高湯後，用慢火加熱。加入鹽和胡椒調味。將醬汁倒在義大利麵上即可享用。

營養標示

熱量	蛋白質	碳水化合物	糖	脂肪	脂肪占熱量來源	膽固醇	纖維	鈉
470卡	19克	91克	9克	2克	3%	0毫克	8克	173毫克

◎素食綜合燉豆（6人份）　簡單

　　這道燉豆真是美食的極致饗宴。可以搭配未精製的印式香米、發芽全穀麵包或饅頭、玉米煎餅或發芽小麥煎餅、新鮮玉米粥、玉米麵包或沙拉。吃剩下的素食綜合燉豆可以冷凍保存，要食用的時候再取出，就不會喪失太多風味。

材料

　　6瓣大蒜（切細末）、1湯匙紅辣椒粉（最好是深紅色種類，像墨西哥安可辣椒）、1湯匙乾燥奧勒岡葉碎末、1½茶匙小茴香粉、½茶匙紅辣椒片、1罐795克低鈉番茄塊、1½杯煮熟花豆（或1罐425克者，洗淨瀝乾）、1½杯煮熟黑豆（或1罐425克者，洗淨瀝乾）、1½杯煮熟小紅豆或紅腎豆（或1罐425克者，洗淨瀝乾）、3杯熱水、1½杯乾燥植物組織蛋白、1杯冷凍全粒玉米、1顆大型綠甜椒（去籽去心，切成塊狀）、¼杯低鈉醬油、1湯匙辣椒醬、1湯匙洋蔥粉、1湯匙原味可可粉、1茶匙糖、2湯匙一般玉米粉或墨西哥式玉米粉（譯註：將乾燥整粒玉米加入萊姆一起煮熟後磨成的粉）、鹽酌量

作法

1. 在一只厚重的大型不沾鍋裡蒸炒大蒜約2分鐘。加入紅辣椒粉、奧勒岡葉、小茴香粉和紅辣椒片一起炒約1分鐘。再加入番茄塊（連汁）、豆子、熱水、植物組織蛋白、玉米、甜椒、醬油、辣椒醬、洋蔥粉、可可粉和糖。

2. 全部食材一起煮滾以後，調降火力，加蓋煮約15到30分鐘。最後5分鐘，在食物最上面灑上些一般玉米粉或墨西哥式玉米粉，充分攪拌均勻，再加鹽調味。

營養標示

熱量	蛋白質	碳水化合物	糖	脂肪	脂肪占熱量來源	膽固醇	纖維	鈉
329卡	26克	57克	7克	2克	4%	0毫克	16克	457毫克

◎蔬菜佐眉豆甘薯（4人份）簡單

這樣的組合風味極佳！可以搭配糙米或零脂玉米麵包，再視個人口味酌加辣醬。

材料

1包285克冷凍羽衣甘藍、瑞士甜菜或綠葉甘藍、4杯低鈉素高湯、2包285克冷凍眉豆（洗淨瀝乾）、2瓣大蒜（切細末）、1罐510克真空包裝原味甘薯（或2杯熟甘薯，瀝乾洗淨切塊）、一點煙燻調味液

作法

1. 用微波爐或一碗熱水解凍蔬菜後瀝乾。將蔬菜切碎後和高湯、眉豆、大蒜、甘薯及煙燻調味液一起在大鍋中混合。

2. 煮時要常常攪拌，煮滾後調降火力慢煮20到30分鐘。

營養標示

熱量	蛋白質	碳水化合物	糖	脂肪	脂肪占熱量來源	膽固醇	纖維	鈉
412卡	32克	74克	1克	4克	8%	0毫克	22克	127毫克

◎印尼式炒麵（6人份）

這道料理的異國風味恰到好處。

材料

455克大豆細義大利麵、1顆中型洋蔥（切片）、6瓣大蒜（切細末）、½～1茶匙紅辣椒片、2杯大白菜或甘藍菜、2株芹菜（切斜段）、¼杯水、170克低脂素牛肉條、½杯低鈉素高湯、¼杯低鈉醬油、¾湯匙楓糖漿、¾湯匙黑糖蜜、2茶匙玉米粉、1湯匙冷水、4株青蔥（切斜段）

作法

1. 用一大鍋滾水將義大利麵煮軟，用篩網瀝乾。

2. 在一只厚重的大型不沾炒鍋，或使用煎鍋翻炒食材，首先，先在鍋裡稍微加入一點油，或用油脂噴霧器在鍋內灑一點油，然後蒸炒洋蔥、大蒜還有紅辣椒片大約1分鐘，再視情況加入極少量的水以防止洋蔥、大蒜和辣椒黏鍋和燒焦。

3. 加入甘藍菜、芹菜和¼杯水，加蓋後用強火煮約3分鐘。加入素牛肉條後炒約1分鐘。

4. 將低鈉素高湯、低鈉醬油、楓糖漿、黑糖蜜、玉米粉以及冷水，在一只小碗裡面混合均勻，倒入鍋裡用強火一邊煮一邊攪拌，直到醬汁煮滾、變濃為止。

5. 最後，把瀝好的義大利麵條和醬汁一起充分攪拌均勻，最後再灑上青蔥即可上菜。

營養標示

熱量	蛋白質	碳水化合物	糖	脂肪	脂肪占熱量來源	膽固醇	纖維	鈉
338卡	10克	74克	19克	1克	2%	0毫克	5克	505毫克

◎快速菠菜千層麵（8人份）

雖然這道菜煮熟時間要稍微超過1小時，但大部分時間是在烘烤，準備時間只要幾分鐘。

材料

1包285克冷凍菠菜（預先解凍）、455克低脂硬豆腐、1湯匙大蒜片或大蒜末、1茶匙鹽、1罐740克零脂低鈉番茄麵醬、455克全麥千層麵皮、10顆蘑菇切片（或1杯其他蔬菜）、¼杯素帕瑪森起司（或營養酵母雪花片）

作法

1.將烤箱預熱至攝式160度。

2.將菠菜、豆腐、大蒜和鹽在一只中型碗裡混合均勻。

3.在一只約20乘33公分的烤盤底部抹上番茄醬，然後鋪上一層麵皮，讓其中幾片稍微重疊在一起。把一半的菠菜放在麵上，再加上另一層麵皮、番茄醬和一層蘑菇或蔬菜。一直重複這些步驟直到千層麵皮堆到烤盤最上方。最上面要灑上素帕瑪森起司或營養酵母片。

4.用鋁箔紙緊緊蓋好後置烤箱烤約1小時，最後插一支刀子進去千層麵中央以確定麵皮都已煮熟。食用前先開蓋靜置15分鐘。

營養標示

熱量	蛋白質	碳水化合物	糖	脂肪	脂肪占熱量來源	膽固醇	纖維	鈉
332卡	18克	5克	7克	5克	9%	0毫克	9克	284毫克

◎帕瑪森起司烤茄子（6人份）

這道「舊瓶裝新酒」的食譜非常符合現代口味，「奶油白醬」和素帕瑪森起司帶來柔順的口感。

材料

1. **奶油白醬**：½顆中型洋蔥（切塊）、1杯水、¾杯煮熟白豆（或1罐白豆，洗淨瀝乾）、170克低脂硬式絹豆腐、1湯匙營養酵母雪花片、1茶匙鹽、¼茶匙乾大蒜粉
2. **茄子**：1,350克茄子切成0.5公分厚片、¾杯乾麵包細粉、3杯零脂番茄麵醬、2杯奶油白醬、½杯素帕瑪森起司

作法

1. **醬汁**：將一杯水和洋蔥加入一只中型鍋內加蓋煮約10分鐘。煮好後和其他材料放進攪拌器或食物處理機均勻混合。醬汁放在密封盒裡可以冷藏至一星期。
2. **茄子**：在一只不沾烤盤上放置一層茄子切片。烤盤放在距離烤箱發熱源7.5至10公分處，用超強火將茄子兩面都烤到稍微變色而中間變軟為止（或用室內型不沾燒烤器）。
3. 將烤箱預熱到攝式160度。
4. 把一半烤好的茄子放在一個10吋圓形不沾烤盤底部上（或在一般烤盤上鋪上烘焙紙），上面灑上一半麵包粉。再抹上一半麵醬、奶油白醬和素帕瑪森起司。用剩餘的材料重複一次剛才的步驟。烤約20分鐘直到表面上色且不斷冒泡為止。

營養標示

熱量	蛋白質	碳水化合物	糖	脂肪	脂肪占熱量來源	膽固醇	纖維	鈉
262卡	11克	34克	7克	1克	6%	0毫克	10克	697毫克

◎墨式快速蔬菜捲餅（6人份） 簡單

在家裡要做出這道餐廳名菜相當簡單。

材料

1顆中型洋蔥（切細片）、¼杯低鈉素高湯或水、1茶匙小茴香粉、3顆紅甜椒、黃甜椒或綠甜椒（綜合亦可，去籽去心，切成條狀）、2罐425克黑豆（洗淨瀝乾）、6片全麥麵皮（8到10吋）、1杯無添加糖的番茄莎莎醬

作法

1. 在一只厚重的大型不沾炒鍋裡用蒸炒法把洋蔥煮軟，視情況加入極少量水防止黏鍋和燒焦。加入小茴香粉和甜椒一起用中火煮到甜椒變軟。豆子用強火微波1分鐘。

2. 把麵皮放在一只厚重的大炒鍋裡用中弱火加熱，再加入½杯豆子和½杯洋蔥糊，用麵皮把餡料包起來續煮3分鐘。其餘的麵皮也重複一樣的步驟。最後加上番茄莎莎醬即可食用。

營養標示

熱量	蛋白質	碳水化合物	糖	脂肪	脂肪占熱量來源	膽固醇	纖維	鈉
257卡	13克	50克	8克	2克	7%	0毫克	11克	408毫克

小菜

◎檸檬球芽甘藍佐素培根（8人份）

這是一道美味又快速的球芽甘藍料理。你可以先預先川燙球芽甘藍後再沖冰水防止變色，然後要食用前可以很快在幾分鐘內炒好。

材料

　　1,350克球芽甘藍（除去底部後縱向切半）、1杯切碎素培根（約8片）、4株青蔥（切段）、¼杯低鈉素高湯或水、鹽適量、新鮮現磨黑胡椒適量、2湯匙檸檬汁

作法

1. 將球芽甘藍放入滾水中川燙約3分鐘後快速瀝乾。倒入1碗冰水以免煮過頭，等變涼後再瀝乾一次。
2. 用強火加熱一只大型不沾鍋或中式炒鍋，煎鍋亦可。加入培根和青蔥用蒸炒法把青蔥煮軟，視情況加入極少量水，以防止黏鍋和燒焦，再加入球芽甘藍和高湯續炒3分鐘。
3. 添加鹽以及胡椒調味後，再淋上些許檸檬汁，將食材與調味料混合攪拌均勻後，即可上桌。

營養標示

熱量	蛋白質	碳水化合物	糖	脂肪	脂肪占熱量來源	膽固醇	纖維	鈉
71卡	12克	5克	1克	0.5克	6%	0毫克	2克	331毫克

◎黑豆醬炒綠花椰菜（4人份）〔簡單〕

　　這道菜顏色不僅鮮豔、製作快速而且富含纖維質，很適合搭配任何亞洲的餐點。

材料

　　1茶匙新鮮薑末或薑絲、2茶匙蒜末、2湯匙中式黑豆醬、1株綠花椰菜、1顆大型洋蔥（切成六角狀後剝開夾層）、2湯匙水、3湯匙乾雪莉酒或非酒精式甜酒（像是麗絲玲酒）、1½茶匙玉米粉（用½杯冷水溶解）

作法

1. 在小碗內把薑和蒜攪在一起，加入黑豆醬混合均勻。

2. 把綠花椰菜的菜花部位切成可一口吃的小塊；根莖部則削皮後切成1公分見方大小。然後將根莖部位的切塊倒進一只中型炒鍋內，和菜花部位的切塊及洋蔥一起用強火炒。

3. 加入2湯匙水後加蓋續煮4到5分鐘，或等到花椰菜的口感介於清脆和軟滑之間為止（視情況加入多一點水）。

4. 最後加入薑糊、雪莉酒或甜酒以及玉米糊，不斷攪拌至醬汁變稠為止，就能盛盤上桌。

營養標示

熱量	蛋白質	碳水化合物	糖	脂肪	脂肪占熱量來源	膽固醇	纖維	鈉
85卡	6克	15克	1克	1克	4%	0毫克	0.5克	416毫克

◎摩洛哥香料烤甘薯（5人份）

這道甘薯料理法相當簡單，但不必透露給客人知道。香菜籽讓本道菜添加辣味且更有咬勁。

材料

680克黃肉甘薯（去皮後直向切半，然後再對切成1公分小片）、¼杯零脂義大利沾醬、1湯匙楓糖漿、1½茶匙檸檬皮絲、1½茶匙香菜籽、1½茶匙小茴香籽、1½茶匙芥末籽、鹽適量、新鮮現磨黑胡椒適量

作法

1. 在烤箱底部往上數第三層的地方，放置一個網架，並將烤箱預熱到大約攝氏190度。

2. 在一只有邊的厚底不沾烤盤上，或烘焙專用淺盤裡，混合黃肉甘薯、零脂義大利沾醬、楓糖漿、檸檬皮、香菜籽、小茴香籽以及芥末籽，並均勻擺成一個淺層。

3. 灑上鹽和胡椒，烘烤到甘薯變軟而且表皮呈金黃色，時而翻動一下，約需30到45分鐘。趁熱食用。

營養標示

熱量	蛋白質	碳水化合物	糖	脂肪	脂肪占熱量來源	膽固醇	纖維	鈉
145卡	3克	33克	9克	1克	3%	0毫克	5克	233毫克

◎蒔蘿烤四季豆、茴香、紅甜椒和白花椰菜（8人份）

這是一道美味、簡單、色彩豐富的蔬菜料理。

材料

2顆中型茴香苞（去頭去尾後切半，再切成細片）、1顆中型白花椰菜（去梗後散成小花狀後切片）、2顆大型紅甜椒（去籽去心後再切成細片）、6杯新鮮去梗四季豆或冷凍的全株幼種四季豆、½杯零脂義大利沾醬、2湯匙檸檬汁、2茶匙乾燥蒔蘿草（或2湯匙新鮮蒔蘿切片）、1茶匙乾燥大蒜粉、¼杯茴香葉碎末、鹽適量、新鮮現磨黑胡椒適量

作法

1. 把烤箱預熱到攝氏約175度。

2. 在一只大型的烘焙專用不沾淺盤裡，混合茴香苞、白花椰菜、紅甜椒、去梗四季豆或冷凍全株幼種四季豆、沾醬、檸檬汁、蒔蘿、大蒜粉、茴香葉碎末、鹽和胡椒，然後均勻擺成一個淺層（如果食材積太高請用2個淺盤以保持一個淺層的狀態）。

3.將盤子放入烤箱最底層。烤約40分鐘，時而用煎匙翻動攪拌，烤到蔬菜變軟而且上色為止。趁熱食用。

營養標示

熱量	蛋白質	碳水化合物	糖	脂肪	脂肪占熱量來源	膽固醇	纖維	鈉
85卡	4克	19克	6克	0.5克	3%	0毫克	7克	254毫克

甜點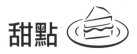

◎蔓越莓柳橙西洋梨口味格蘭諾拉（8人份）簡單

　　蔓越莓、柳橙和西洋梨放在一起真是天作之合。這道麥片和檸檬乳霜搭配食用，味道很棒。

材料

　　4顆大型結實的成熟西洋梨（去籽後切片）、2½杯蔓越莓（若是用冷凍蔓越莓要事先解凍）、1顆中型柳橙榨汁（表皮刮出細絲）、¼茶匙鹽、¼茶匙新鮮現磨豆蔻粉、¼茶匙薑粉、¾杯（或170克）冷凍濃縮西洋梨汁或蘋果汁，事先解凍（或是綜合濃縮西洋梨、蘋果和水蜜桃汁）、2湯匙玉米粉、2杯低脂格蘭諾拉麥片（不要超過脂肪占熱量來源4%）

作法

1.把烤箱預熱到攝氏約205度。

2.在一個大碗裡面，混合西洋梨、蔓越莓、柳橙汁、柳橙皮、鹽、豆蔻粉以及薑粉。

3.在一個小碗裡攪勻濃縮果汁和玉米粉後，立刻倒在水果上面，然後充分抹

糖尿病
有救了

匀，倒入一只不沾烤盤裡（若沒有不沾烤盤，在一般烤盤上鋪上一張烘焙紙也可以）。

4. 烤大約20分鐘以後，拿出來再次充分攪拌水果，並在上方均勻灑上格蘭諾拉麥片。

5. 把烤箱熱度調降至攝氏約175度後續烤約20到30分鐘，直到水果變軟為止。溫熱食用。

營養標示

熱量	蛋白質	碳水化合物	糖	脂肪	脂肪占熱量來源	膽固醇	纖維	鈉
201卡	3克	51克	27克	1克	2%	0毫克	7克	101毫克

◎檸檬乳霜（4人份）

這道簡單美味的乳霜可以當做布丁或水果及蛋糕的糖霜。你只需要3樣食材——檸檬皮、檸檬汁和一台攪拌機。

材料

1包350克低脂硬式絹豆腐、⅓杯A級楓糖漿或龍舌蘭花蜜、3湯匙檸檬汁、1湯匙檸檬皮絲

作法

用攪拌機或食物處理機將豆腐、楓糖漿或龍舌蘭花蜜、檸檬汁和檸檬皮絲均勻混合（或放在碗裡用手提式攪拌器混合）。放置密封盒冷藏直到變涼即可食用。

變化

· **薑味檸檬乳霜**：攪進¼杯剁碎的薑晶。

熱量	蛋白質	碳水化合物	糖	脂肪	脂肪占熱量來源	膽固醇	纖維	鈉
106卡	6克	20克	17克	1克	5%	0毫克	0.5克	88毫克

◎鳳梨雪酪冰棒（18人份）

你只需要用6樣食材和一台攪拌機，就可以替這個超夯的夏日點心來個超級大變身。

材料

1包350克低脂硬式或超硬式絹豆腐、3湯匙龍舌蘭花蜜（或⅓杯糖）、4茶匙檸檬汁、¾茶匙香草萃取物、1罐（500克）以果汁封裝的原味鳳梨片罐頭、¼茶匙椰子萃取物

作法

1. 用攪拌機或食物處理機將豆腐、龍舌蘭花蜜或糖、檸檬汁、香草萃取物、鳳梨片（帶汁）和椰子萃取物均勻混合。

2. 倒入18個小冰棒模型，插入竹籤後冷凍至成形。要食用前只需將模型下方浸至熱水幾秒鐘，就可取出冰棒。

營養標示

熱量	蛋白質	碳水化合物	糖	脂肪	脂肪占熱量來源	膽固醇	纖維	鈉
30卡	2克	6克	6克	0.5克	4%	0毫克	0.5克	19毫克

◎莓果慕斯（4人份）

這份食譜太簡單了！都是攪拌機的功勞。可以當布丁吃或沾水果享用。

材料

　　1包350克低脂硬式或超硬式絹豆腐（攪碎）、2¾包未增甜冷凍莓類（先解凍）、3湯匙糖（或2湯匙龍舌蘭花蜜）、1湯匙莓果利口酒（可不加）

作法

1. 用攪拌機或食物處理機將豆腐、莓類、龍舌蘭花蜜或糖均勻混合，若喜歡莓果利口酒也可加入。
2. 用湯匙舀出到4個布丁盤內冷藏。變冷即可食用。

營養標示

熱量	蛋白質	碳水化合物	糖	脂肪	脂肪占熱量來源	膽固醇	纖維	鈉
123卡	7克	24克	17克	1克	5%	0毫克	3克	89毫克

◎柳橙加蘋果醬的棗子糕（9人份）

　　這道簡易的午餐盒蛋糕美味濕潤，隔日食用味道更佳。蘋果醬取代蛋和油脂。

材料

　　1杯口味滑順的未增甜蘋果醬、1湯匙檸檬汁、2湯匙水、1湯匙柳橙皮絲、1杯全麥烘焙用麵粉（非一般全麥麵粉）、½杯黑糖、¼杯燕麥粉（將燕麥用乾品攪拌機或電子咖啡研磨機打成粉末狀，或使用大麥粉亦可）、½茶匙肉桂粉、¼茶匙鹽、⅛茶匙豆蔻粉、⅛茶匙香果粉、1茶匙烘焙用蘇打粉、1杯棗子（去核剁碎）

作法

1. 把烤箱預熱到攝氏約175度。將蘋果醬、檸檬汁和2湯匙水倒入小鍋中用中火慢慢加熱。再加入橙皮。

2. 在一只中型碗混合烘焙用麵粉、黑糖、燕麥粉、肉桂粉、鹽、豆蔻粉和香果粉。

3. 將烘焙用蘇打粉攪入蘋果糊中（會起泡），然後立刻倒入麵糊，充分攪拌均勻但切勿過度攪拌。

4. 倒入棗子稍微混合一下。用大湯匙將麵糊舀入一只20公分見方的不沾蛋糕烤盤，輕輕抹勻麵糊最上方後烤10分鐘。把烤箱熱度調降到攝氏約160度續烤25到30分鐘，然後用蛋糕測試棒檢查是否完成。移到網架放涼。將蛋糕依同等份縱向橫向各切2次，總共可切出9塊方形蛋糕。

營養標示

熱量	蛋白質	碳水化合物	糖	脂肪	脂肪占熱量來源	膽固醇	纖維	鈉
169卡	3克	41克	24克	0.5克	2%	0毫克	4克	199毫克

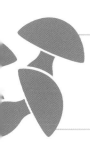

附錄 II
多多嘗試新食材

　　本書食譜所用的簡單食材通常到哪裡都買得到，但有些你可能覺得很陌生，但還是希望大家可以多多試試這些新食物。

龍舌蘭花蜜

　　龍舌蘭花蜜（糖漿）是萃取自龍舌蘭仙人掌植物的液狀甜味劑，味道不會太重。因為它的糖分有90%來自果糖，所以嘗起來比一般砂糖要來得甜，因此若要達到相同的甜度，龍舌蘭花蜜所需要的分量可以比砂糖少一半。網路和健康食品店皆有販售。

麵包粉

　　若想自製麵包粉，可以利用吃剩的發芽全穀麵包、石磨全麥麵包或是黑麥麵包，首先將它們撕成塊狀，然後放入冷凍庫保存。當你準備好要製作麵包粉時，將已冷凍過的麵包塊放入食物處理機打碎成細屑，再將這些麵包粉放入袋裡或塑膠盒冷凍保存。

- 香烤麵包粉：一次取1杯麵包粉，放入厚底鍋，用中火乾炒至金黃色，時而攪拌。待其完全冷卻後再放入密封盒保存。
- 乾燥麵包粉：把吃剩的麵包放在紙袋裡，等到麵包變得又乾又硬之後將之磨碎。極乾的麵包粉若是放在乾燥的密封盒裡幾乎不會變壞。
- 起司風味麵包粉：很適合拿來裹在蔬菜上，然後用烤箱調理。製作方法如下：混合455克的新鮮麵包粉和¾杯素帕瑪森起司、1½茶匙鹽以及½茶匙新鮮現磨黑胡椒粉。冷凍保存。
- 風味麵包粉：在一般麵包粉或起司風味麵包粉裡再加入2湯匙乾燥義大利香菜、½湯匙乾燥羅勒以及¼茶匙乾燥大蒜粉。

鷹嘴豆粉

鷹嘴豆粉很適合拿來替代大豆粉，它的脂肪含量和低脂大豆粉差不多，纖維量和蛋白質含量也很高。健康食品店、美食店和大型超市皆有販售。

零脂油醋醬

不論你要在網架上還是烤箱燒烤食物，這道醬汁可以代替油脂的角色，也可用來醃泡食材。

亞麻仁籽

這些棕色或金黃色的小種籽富含纖維和omega-3脂肪酸，但必須磨成粉狀才易於消化吸收。已經磨碎的亞麻仁籽通常是以冷藏的形式販售，你也可以購買全粒的亞麻仁籽，然後自己用香料機或咖啡機攪碎，然後添加於果昔、麥片、麵包裹粉或是烘焙食物裡。大部分超市和健康食品店皆有販售。

肉類替代品

現在超市和健康食品店有數不清的肉類替代品，口味和外表皆和真品幾可亂真，種類應有盡有，諸如漢堡、熱狗、香腸、即食冷肉片、義大利辣味香腸片、肉丸子、火腿、加拿大式培根、雞肉片、雞塊以及砂鍋專用「漢堡碎末」等等，裡面完全不添加一絲真肉。大部分產品是由大豆或小麥筋（麵筋）製成。

這些素肉製品都已經煮熟可以即食，所以真是再方便也不過了。但是坊間品牌的脂肪量和原料差異性很大（有些含有蛋或乳製品），所以務必檢查成分表。

蘑菇高湯塊

這是一種風味濃郁的鹹式高湯塊。來自義大利的Star Porcini Dadi品牌，不但極具風味，鈉含量也很低。

營養酵母

營養酵母可以為醬汁、砂鍋菜、快炒和其他料理增添乳酪的風味。營養酵母和啤酒酵母、烘焙酵母不同，後兩者皆具苦味。它在形式上有分雪花片和粉末狀兩種，你應該會覺得雪花片式的酵母比較多用途。在健康食品店可以買到紅星牌或其他品牌的營養酵母。如果你只找得到粉末狀式的營養酵母，那記得使用量要比雪花片式的減少一半，因為它是屬於比較濃縮的形式。

石榴糖蜜

此原料不但味道很棒而且還具有提神醒腦的效果，中東和北美料理時常會使用到。石榴糖蜜會給豆類和鹹味料理增添刺激的酸味，加入沙拉或蔬菜裡則帶來微澀的口感。很適合作為糖霜抹醬或醃泡食材的醬汁。稀釋後也可以加入飲料或冰沙。

不要把紅石榴糖漿誤以為是石榴糖蜜，前者雖然原料相同但添加了糖和其他調味料。石榴糖蜜在開罐之後，可放置冰箱保存非常久。

豆奶和其他非乳類植物奶

大部分超市和健康食品店都買得到豆奶，在烹飪時可以代替牛奶，製作麥片粥或熱飲時亦可。豆奶不但零乳糖、零膽固醇，而且通常有添加鈣質、維生素D和其他營養素。低脂原味豆奶通常很適合拿來料理。很多豆奶品牌為了讓其口味更像牛奶，會添加一點甜味劑，但若要運用在料理時，可利用未增甜的種類。在製作熱咖啡或熱茶時，若要避免豆奶凝結出現豆渣，不要將豆奶倒入熱飲裡，而要反過來將熱飲倒入豆奶。

豆奶不能代替嬰兒配方奶。坊間以大豆為底的嬰兒配方奶是特別針對嬰兒的需要，經特殊調配而成。

除了豆奶之外，還有米奶、燕麥奶、杏仁奶和其他非乳類植物奶可供選擇。所有這些種類都不含動物脂肪、動物性蛋白質和乳糖。有些人覺得這些植物奶比豆奶好喝。

大豆柳條

大豆柳條是乾燥的雞柳條替代品，類似植物組織蛋白，但它是由全粒大豆製成，質感和風味俱佳。若要長期維持鮮度，可以用2個袋子包起來放置冷凍庫保存。

大豆粉

大豆粉是由整粒大豆或脫殼大豆所製造而成，它含有脂肪氧化腖，因此若在麵糰裡添加一些大豆粉，烘焙出來的麵包不但口感濕潤輕盈，而且較不會變壞。由於它的油脂含量很高，應該放置冷凍庫保存。市面也有販售脫脂的種類。

大豆帕瑪森起司

大豆帕瑪森起司是由豆腐製成，在健康食品店可以買得到，不但有強化鈣質的成分而且脂肪含量很低。放入冰箱可以保存數月。其他非帕瑪森口味的大豆起司脂肪含量太高，這裡並不推薦。

大豆蛋白粉（分離大豆蛋白）

大豆蛋白是將大豆的脂肪、纖維和醣類去掉後製成，剩下的幾乎都是蛋白質，僅剩一點微量的礦物質和脂肪。大豆蛋白粉很容易為人體所吸收，而且因為沒有什麼特別的味道，所以很適合加入果昔或其他料理中。大豆蛋白粉可以將脂肪和水溶合在一起，因此也可以拿來作為乳化劑，給料理增添乳汁般滑順的口感。

健康食品店販售的大豆蛋白粉，大致會分為原味和經過調味2種不同的種類。放置室溫保存即可。

大豆優格

有些品牌的大豆優格裡面添加了活性乳酸菌，不但質感濃郁而且獨具

特殊的酸味。某些品牌特別適用於本書的食譜，如白浪牌純絲系列（White-Wave Silk）發酵大豆、南西牌（Nancy's）發酵大豆或全粒大豆（Whole Soy）原味產品，大部分超市和健康食品店皆有販售。

植物組織蛋白（TVP）

這個很好用的低脂產品作法如下：先將低脂豆粉和水混合之後，接著用高壓烹煮，再用機器將煮熟的豆糊分離出各式質感和形狀的產品。植物組織蛋白的用途相當廣泛，而且令人驚喜的是，它竟然具有肉類的口感——磨成顆粒狀的種類可以代替絞肉；塊狀的種類可以用於燉品、串燒或快炒；也有片狀的產品。健康食品店和亞洲超市通常都有販售。原味種類比調味過的更方便靈活運用。

假使你想要加水膨脹植物組織蛋白，其實做法也相當容易，只要將其放入湯品、燉品、砂鍋或是醬汁中一起煮就可以了。事實上，如果你的料理湯汁過多，只要加入乾燥的植物組織蛋白，它就會吸收美味的湯汁，除了增加料理的豐富度，也解決湯汁過多的問題。

如果想快速用浸泡法膨脹顆粒狀的植物組織蛋白，只要將其倒入同等量的滾燙或煮沸的液體之中，加蓋放置5分鐘就可以了。假使是用於辣味料理，只要用熱開水即可。在調味上可以用高湯或番茄汁，也可以在熱水裡加入1或2湯匙低鈉醬油。每一杯粒狀植物組織蛋白若加入⅞杯液體可以做出1⅓杯潤澤膨脹的成品。假如想取代食譜內的肉類，2杯膨脹產品在分量上相當於455克肉類。

塊狀的或片狀的植物組織蛋白潤化的速度比較慢，但是吃起來口感與風味竟和肉類很像。每1½杯的乾燥產品得用3杯的素高湯一起煮15到30分鐘，放涼後放置於高湯裡保存。如果你一次做很多，可以將之分為幾等份，每份2杯量，這樣隨時都可以作為便利餐。假使是想要用烤箱煎炸片狀的植物組織蛋白，在進行醃泡步驟或裹麵粉之前，必須先瀝乾並拍淨水分。塊狀的植物組織蛋白除了可以用於燉品或快炒之外，也可以做串燒或用烤箱煎炸，只

要裹上調味過的麵粉或麵包粉，然後放進攝氏200度的烤箱，每面各烤10分鐘就可以美味上桌。

醬油（低鈉）

醬油源自中國，是世界上歷史最悠久的調味品之一。它強烈的風味可以給西方的素料理帶來濃厚的口感，低鈉種類的醬油對健康較好，同時不失原本的風味。

味噌

即日式豆穀發酵糊，通常是由大豆或大麥製成。這是一種變化性很大的湯底，類似高湯糊或高湯塊等鹹式調味料。如果對大豆過敏的人，市面也有用鷹嘴豆做成的味噌。

芝麻醬

芝麻醬是由去殼的芝麻籽磨碎製成，源自於中東。

芝麻醬強烈的風味可以給料理增添更沉甸的口感，不過由於其脂肪含量太高，所以使用上要注意不要過度添加。大部分的超市和健康食品店都找得到芝麻醬。

豆腐

豆腐的製作方式是將豆奶加入礦物鹽凝結，瀝乾水分後再壓擠出各種不同的形狀。

豆腐在料理的時候很容易入味，而且可以代替乳製品、肉類、家禽類、海鮮和雞蛋。

有些品牌的豆腐是用無菌包裝的型式販售，在未開封下約可保存1年。絹豆腐質感細緻滑順，分軟式、硬式、超硬式、低脂和全脂等種類，很適合加入需要攪拌的滑順口感料理，像是布丁、果昔、醬汁或湯品等等，也可以

做成炒豆腐什錦（第226頁）。若要用於快炒，一般低脂豆腐會比絹豆腐更加適合。

　　一些超市和健康食品店有販賣煙燻、香烤或醃製等口味的豆腐。不論用在快炒、砂鍋、沙拉或是三明治裡，只要用一點點就可以代替肉類、雞肉或燻魚。

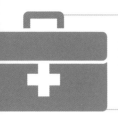

附錄III
認識糖尿病用藥

　　讓我們來看看醫師通常會為糖尿病患開立什麼藥物。不管你的目標是完全停止用藥或是將藥量減至最低，你最好對自己的藥物有所認識，並且知道服用它們的目的。有些糖尿病藥物能加快減重速度，有些卻有反效果。你也會發現，當身體重獲健康之際，某些藥物的劑量必須快速調降，有些藥物則非如此。

胰島素

　　胰島素主要是以藥效持續的時間做分類。速效型胰島素通常持續4到6小時，一般型的胰島素則可持續5到8小時，其他像是NPH、lente和ultralente，藥效則維持更久。

　　胰島素insulin glargine（藥品名：蘭德仕Lantus）和胰島素insulin detemir（藥品名：瑞和密爾諾易筆Levemir）藥效都可以持續約一整天，而且能在血液中維持定量的濃度，不會像其他形式，作用會劇升劇降。有些醫師除了開立每餐施打的速效型胰島素之外，還會添加長效型，這樣可以確保血液中維持定量濃度的胰島素。另一種胰島素是綜合長效型和速效型胰島素，如70/30即為一例（通常含有70%的NPH和30%的一般型胰島素）。

　　胰島素注射器可分為胰島素專用針筒或已預充好胰島素的注射筆，後者通常可用完即丟，不需更換卡管；另外有的鋼筆型注射器可自行裝填卡管，方便重複使用；幫浦注射法是另一選擇。

　　在2006年，美國核准成人使用速效型吸入式胰島素，此藥品名為Exubera，它的長期安全性尚未建立，尤其令人擔心的是，Exubera會降低肺部能夠儲存的空氣量。

　　第一型糖尿病患一定需要注射胰島素，而許多第二型糖尿病患也有此需

要。大部分胰島素都會使減重更形困難，而且所有的種類若是施打過多或是飲食量不足，都會導致血糖過低。

有另外一種注射型的藥物可以搭配胰島素使用，來增強胰島素的功能。pramlintide（藥品名：Symlin）是一種化學合成藥物，它模仿胰臟所分泌的胰澱粉，用來抑制餐後血糖急速上升。此藥能使血糖稍微下降，並提供減重一點幫助。

口服藥劑

若光靠飲食改變並無法好好控制住第二型糖尿病，醫師通常會開立口服藥物。下面列出一些常用藥，括弧裡是藥品名：

- **二甲二脈（庫魯化）**：能夠減少肝臟製造的葡萄糖，並使身體對胰島素的作用更為敏感。雖然一開始服用通常會出現腸胃不適的副作用，持續服用一段時間後症狀一般會消失。二甲二脈不會造成體重增加，若是單獨服用也不會造成低血糖症。

- **格力匹來**（Glucotrol）、**glimepiride（瑪爾胰）和格力本**（Micronase、Glynase、DiaBeta）：統稱為磺醯尿素類藥物。這些藥物能增加胰臟的胰島素分泌量，通常是在飯前服用。磺醯尿素類藥物和胰島素一樣有可能造成體重增加，而且若是進食量抵不上藥量的作用，通常也會發生低血糖症。這是最便宜的口服藥劑，但經常在服用數年後會失去藥效。

- **nateglinide（使糖立釋）**、**repaglinide**（Prandin）：能夠持續刺激胰臟分泌胰島素，效果達數小時。雖然這2種藥物也有可能使血糖降得太低，但是通常沒有胰島素和磺醯尿素類藥物來得嚴重。必須在飯前服用這些藥物才有效果。

- **pioglitazone（愛妥糖）或rosiglitazone（梵帝雅）**：能提高胰島素感受性並降低肝臟的葡萄糖製造量。這兩者是屬於thiazolidinediones類藥物，有可能造成體重增加和水腫，但單獨服用時不會造成低血糖症。

- **acarbose（糖得舒Precose）**、**miglitol**（Glyset）：能阻止腸道吸收澱粉的

酵素發揮作用，從而減低身體對葡萄糖的吸收率。常見的副作用為排氣和腹瀉。

注射型藥劑

exenatide（藥品名：降爾糖Byetta）是一種合成型的注射藥劑，用來增加用餐時的胰島素分泌量。

如果拿exenatide和胰島素以及其他刺激胰島素分泌的藥物相比，這種藥比較不會造成低血糖症或體重增加，甚至還有一點減重效果。可能的副作用是噁心反胃，不過持續服用後，症狀就會慢慢減輕。exenatide是屬於比較昂貴的糖尿病藥劑。

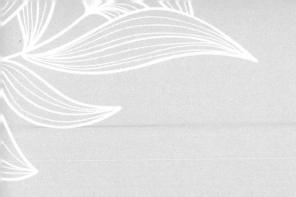

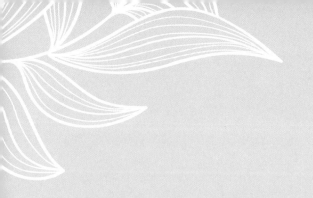

Smile82

Smile82

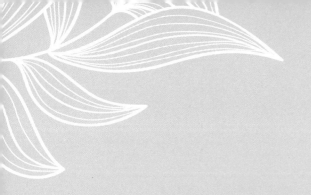

Smile 82

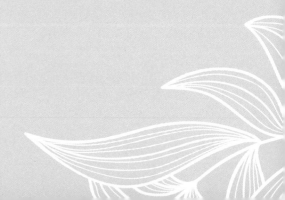